감기몸살 30분 요격법

감기 몸살 30분 요격법

1판 1쇄_ 2015년 06월 10일

지은이_ 김성동 약사
그린이_ 이재은 약사, 이새봄 약사
발행인_ 윤예제
발행처_ (주)건강신문사
대 표_ 윤승천

등록번호_ 제8-00181호
주소_ 서울 은평구 응암동 578-72번지
전화_ 02-305-6077(대표)
팩스_ 02-305-1436
홈페이지_ www.kksm.co.kr / www.kkds.co.kr

값_12, 000원
ISBN 978- 89-6267-074-5 (03510)

* 잘못된 책은 바꾸어 드립니다.
* 이 책에 대한 판권은 건강신문사에 있으며 저작권은 저자와 건강신문사에 있습니다. 허가없는 무단인용 및 복제·복사·카페·블로그·인터넷게재는 법에 따라 처벌됩니다.

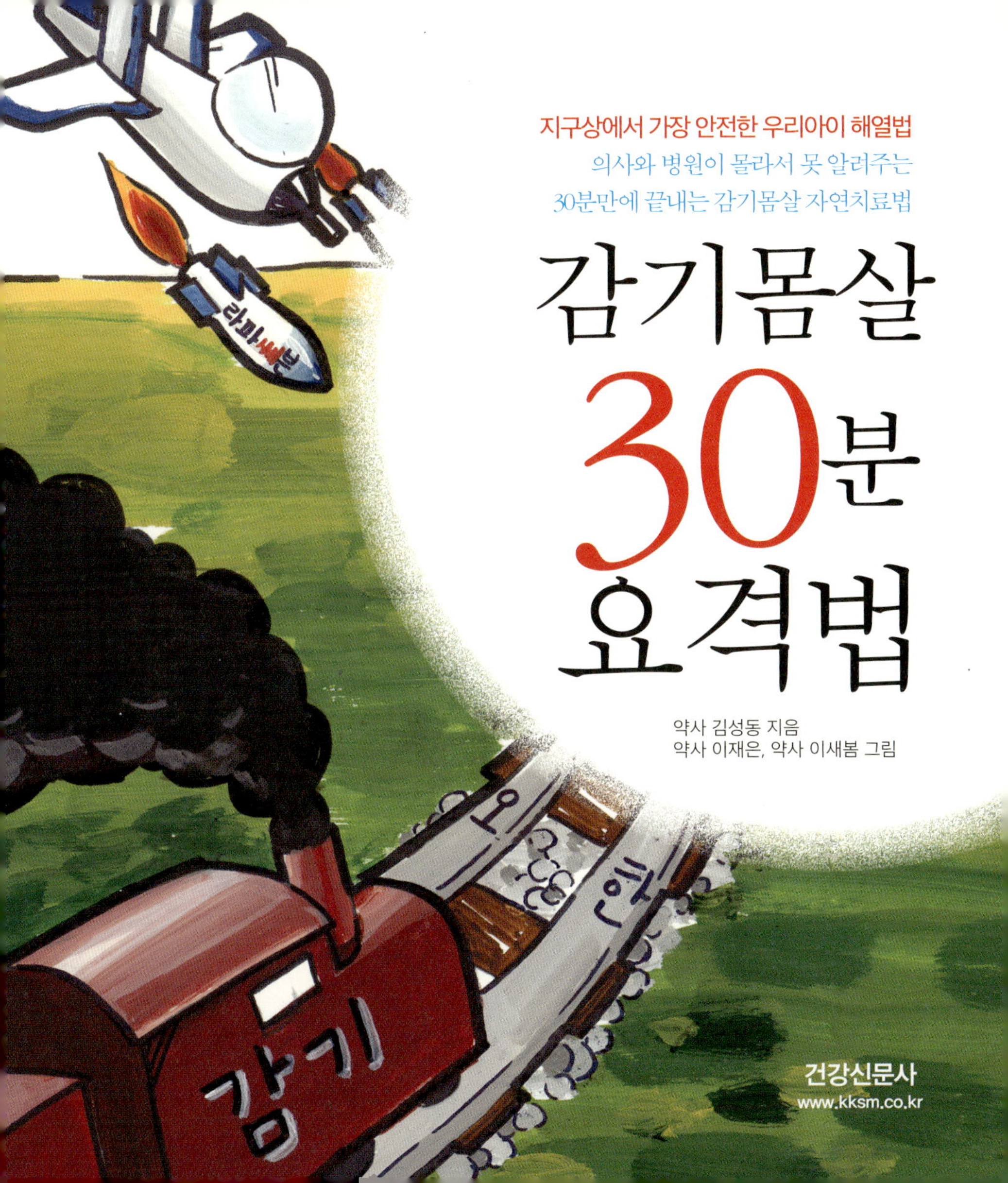

지구상에서 가장 안전한 우리아이 해열법
의사와 병원이 몰라서 못 알려주는
30분만에 끝내는 감기몸살 자연치료법

감기몸살 30분 요격법

약사 김성동 지음
약사 이재은, 약사 이새봄 그림

건강신문사
www.kksm.co.kr

머릿말

이제 감기는 내가 치료한다

    2억 2천 5백만 년 전 지구상에 나타나 1억 6천만 년간 지구 생태계를 종횡무진했던 공룡을 통해 '왜 사람은 감기에 걸리면 열이 나게 되는지', 이것을 실마리로 '감기예방과 감기치유의 핵심 키워드는 무엇인지', 이 책을 통해 선명히 알게 될 것이다.

    서울역에서 KTX에 올라 부산에 도착할 즈음이면 차 한 잔을 마시고도 마지막 문장을 읽게 될 만큼 이 책은 얇다. 그러나 충분히 효과적이며 지극히 핵심적이다. 핵심은 늘 단순명료하다.

    감기에 대해 지구상에 존재해 온 지혜를 모아 저울에 달면 감기몸살 30분 요격법으로 기울게 될 것이다. 채 150페이지가 안 되는 이 책의 안내에 따르면 '이제 감기는 내가 치료한다'는 자신감이 진한 커피향처럼 전신에 배일 것이다.

'감기몸살 30분 요격법'은 매년 감기에 소모되고 있는 2조원의 국가의료재정을 절약, 통일비용을 마련할 수 있는 가장 안전하고 경제적인 방법이며 보다 많은 우수인력을 공대에 진학하게 하여 국가경쟁력을 높일 수 있는 토대이기도 하다. 동시에 백혈병을 포함한 수많은 감기후유증으로부터 소중한 생명을 구할 수 있는 자가치유법이다. 이것이 '감기몸살 30분 요격 캠페인'이 국민계몽운동이 되어야 하는 이유다.

고2 겨울방학, 세운상가에서 산 LP판에서 마음에 쏙 드는 곡을 발견했을 때 느꼈던 필자의 기쁨이 이 책을 선택한 독자들의 기쁨이 되리라 믿는다.

약사 선리치 김성동

감기몸살 30분 요격법을 출간케 해준 엄마독자의 트윗글

 필자의 첫 번째 책인 '감기에서 백혈병까지의 비밀'을 읽은 독자가 트위터로 보내준 글이다.

 계정은 만들었지만 트윗활동을 하지 않았던 이유로 답을 못했던 게 아쉬웠다. 필자의 책이 누군가의 소중한 아들을 살릴 수 있었다는 글에 오히려 감사함을 느낀다.

 이제 이 책이 '감기몸살 30분 요격 캠페인'의 불씨가 되어 전국민, 전세계인이 화학약품의 피해를 입지 않고 건강을 지킬 수 있는 토대가 되기를 바란다. 그리고 현대의학의 무지로 응급실에서 냉각해열법과 해열제 세례를 받고 영문도 모른 채 백혈병에 내몰린 아이들과 앞으로 그런 위급상황을 겪게 될 태어날 아이들을 위해 이 책이 더 많은 사람들에게 읽히기를 바란다.

 이 땅에서의 귀한 시간과 소중한 삶이 감기로 인해 제한당하는 것은 너무나도 허무한 일이다.

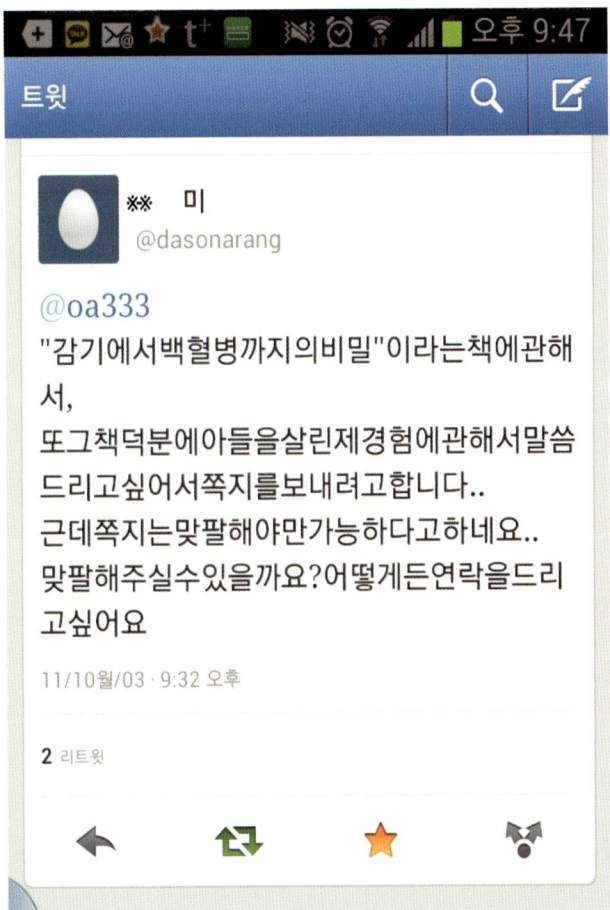

차례

머릿말	4
감기몸살 30분 요격법을 출간케 해준 엄마독자의 트윗글	6
한의학 경전 상한론을 담다	12
고생대 식물의 소원	15
해결사의 출현	18
공룡이 파충류가 된 이유, 감기	22
감기가 만병의 근원?	25
감기후유증으로 가는 레일 - 오한	27
감기치료의 핵심 - 오한제거	30
감기후유증 도화선 - 오한	33

오한 처리시한 - 30분	35
라파7의 임무 - 오한제거, 생존시간 연장	37
산을 태우는 불씨, 오한	39
오한은 언제, 왜 일어날까요?	41
에너지 확보를 위한 비상조치 - 오한	44
오슬오슬 추운데 열은 왜 나는 걸까요?	47
체온조절제 - 땀	50
오한에 신경쓰다 놓치기 쉬운 기침	55
해열은 냉각이 아닌 보온으로!	57
잘못된 해열법 3가지	60
고열이 날 때 해열제 복용에 주의해야 하는 이유	63
감기의 천적, 보온	68
왜, 아이들은 감기에 걸리면 고열이 나는 걸까요? 그리고 열이 나면 왜 잘 안 잘 떨어지는 걸까요?	70
왜, 아이들은 밤이 깊어지면 열이 펄펄 끓게 될까요?	73

공포의 고열시간대를 슬기롭게 넘기세요	76
어린이가 고열이 날 때, 어떻게 하면 신속히 열을 내릴 수 있을까요?	78
보온을 잘 했는데 아침 8시가 되어도 열이 떨어지지 않을 때	82
신속한 오한 해결법 정리	85
오한 중 피해야 할 음식 3가지	88
오한이 있을 땐 어떻게 먹어야 하나요?	91
오한 이후 구간별 음식 섭취법	93
감기몸살 30분 요격법 핵심정리	96
감기치유를 그르치게 하는 작은 돌부리	99
선리치 약사의 아픈 기억	101
고열 날 때, 머리 식히는 법	106
유소아 감기 대처법	107
시합을 앞두고 감기몸살에 걸렸을 때	110
아기를 가졌는데 춥고 열이나요	112

훈련 중 감기에 걸렸습니다	115
증상별 자연치유법	117
여기까지 읽으신 독자 분들의 예상 질문 네 가지	121
몰라도 되는 감기와 독감의 차이	124
놓치기 쉬운 디테일	126

한의학 경전 상한론을 담다

상한론은 1,800여 년 전 중국의 장중경이라는 선비가 쓴 감기치료 지침서다. 상한론(傷: 다칠 상, 寒: 찰 한, 論: 논할 논)은 말그대로 차가운 기운에 몸이 상해서 생긴 증상, 즉 감기몸살을 치유하기 위해 쓰여졌다. 한랭기였던 후한後漢 말, 가족들이 상한傷寒(감기)으로 목숨을 잃게 되자 이를 계기로 장 중경 선생은 의학공부에 뜻을 두게 되었다고 한다.

태수라는 벼슬에 올랐던 그가 상한론이라는 감기백과사전을 짓기 위해 노심초사했어야 할 만큼 감기는 헐벗고 굶주리고 찬 바람 맞으며 살아야 했던 그 시대 사람들에게는 생명을 위협하는 자연도태의 칼날과도 같은 존재였다.

몸 안팎을 따뜻이 할 수 없는 열악한 의식주 때문에 옛 사람들에게 감기가 치명적일 수 밖에 없었다면 한 겨울에도 문을 열어 놓고 지내야 할 만큼 의식주가 풍요로워진 현대인에게 감기는 더 이상 위협적인 존재로 남아 있을 수 없다. 그러나!, 감기가 지금도 예전처럼 여전히 위험하고 치명적 질병인 이유는 전적으로 현대의학의 '해열이론'과 '감기 처방(특히 한국식)'에 치명적 오류가

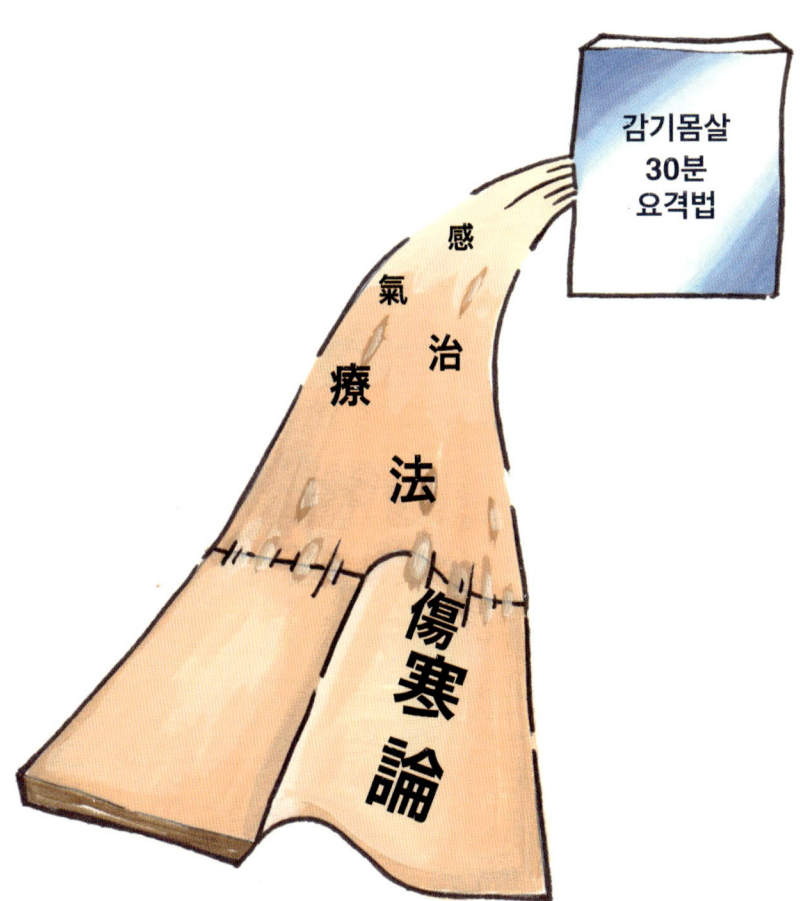

있기 때문이다.

MS-DOS 시절, 소수의 전문가만이 작동시킬 수 있었던 PC를 지금은 4살 꼬마도 인터넷 검색에 아무런 어려움 없이 능숙하게 사용할 수 있게 되었다. 윈도우 운영체제 덕분이다. 이처럼 이 책을 읽는 순간, 모든 독자는 지금까지 한의사 수준이 되어야만 알 수 있었던 상한론의 비밀은 물론 그 비밀 속에 끼어있는 이론의 결함까지도 걸러낼 수 있는 경지에 바로 이르게 될 것이다.

이 책으로 말미암아 전문가의 도움 없이 누구나 집에서 안전하고 신속하게 감기를 *요격할 수 있는 '감기 홈케어' 시대가 활짝 열리게 된 것이다.

* 감기몸살에 요격이란 단어를 쓰게 된 이유:

만성질환은 수반되는 증상의 강도나 종류가 고정적이어서 일정시간이 경과하는 동안, 대응방법에 변화를 줄 필요가 없다. 하지만 오한 증상에서 출발하는 감기는 그 증상의 강도와 종류가 분 단위로 변하기 때문에 요격이라는 단어가 치료라는 말 보다 더 적합하다. 시시각각으로 고도와 속도가 변하는 적 비행체의 예상 궤적을 파악, 요격하듯이 감기역시 시시각각으로 변하는 감기궤적을 미리 파악 감기증상을 요격해 내야 한다. 적 비행체를 적 상공에서 요격해 내지 않으면 적 비행체가 투하한 탄두의 파괴력은 고스란히 아군지역의 피해로 남게 된다.

고생대 식물의 소원

 고생대 양치식물이 지구를 뒤덮고 있던 고생대 원시림 속으로 잠시 시간여행을 떠나보자.

 대륙을 가득 메운 고생대 식물의 주체할 수 없는 왕성한 광합성 작용으로 지구는 거대한 산소탱크*로 변해 가고 있다.

 마른번개가 치는 날에는 한반도 면적쯤은 한 번에 숯덩이로 만들만한 큰 불이 나기도 하고 작은 돌이 굴러 떨어져 부싯돌이 켜지는가 싶으면 그랜드 캐년만한 숲이 금세 눈앞에서 사라지고 만다.

 빗줄기가 보이지 않는 곳이라면 어디에서건 찰나의 틈도 없이 붉게 타오르는 광야의 열기로 수 백 미터 상공을 편대 비행하던 메가메우라(Megameura monyi) 잠자리 떼가 비닐처럼 오그라든 날개를 퍼덕이며 연이은 불시착을 시도한다.

 언제 닥칠지 모를 화염에 대한 두려움으로 고생대 숲은 이슬방울이 떨어지는 소리가 반향을 일으킬 만큼 고요하고도 불길한 정적에 쌓여 있다.

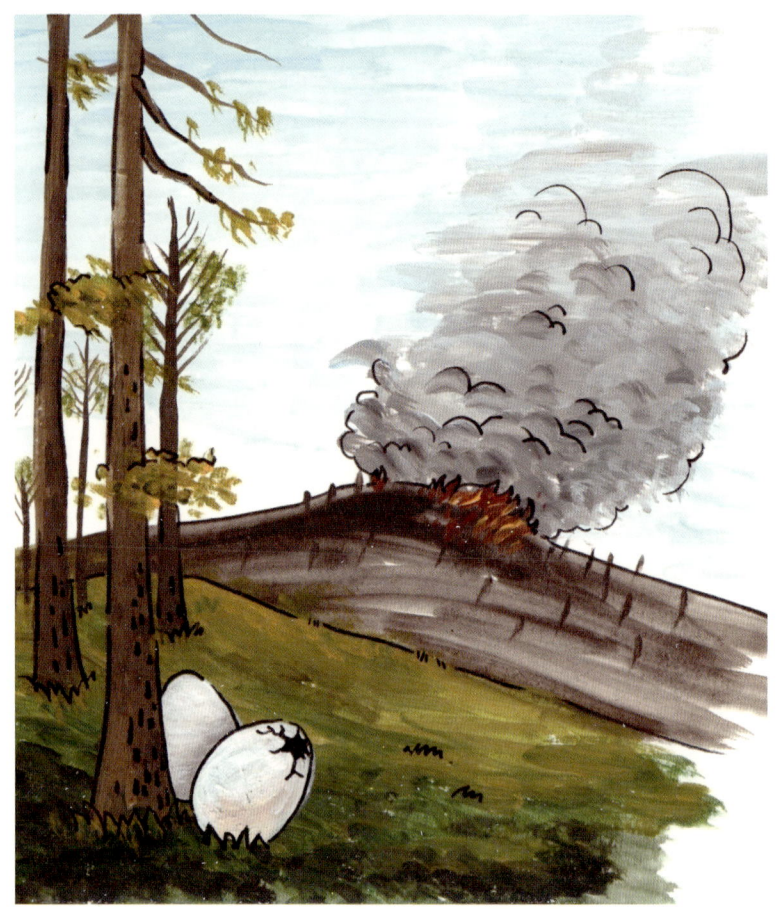

화마가 한바탕 휩쓸고 지나간 숲은 전봇대 높이의 숯으로 가득 차고, 시간이 흘러 숯 밭 사이사이 돋아난 새싹이 다시 숲을 빼곡히 메우는가 싶으면 어느덧 또 다시 숯으로 변해있다. 지각변동으로 숯 밭이 통째로 꺼져 들어가 석탄층에 편입되는 끝없는 고행은 고생대 식물의 벗어날 수 없는 운명인 듯싶어 안타깝다.

석탄기와 페름기를 거치는 동안 무수히 반복되는 석탄 만들기에 진저리 난 고생대 식물들은 현생 인류가 화석연료 문화를 즐기기에 충분한 석탄과 석유가 확보되자 자신들을 가두고 있는 '석탄 만들기 카르마'를 거두어주길 조물주에게 읍소하고 있다.

그들의 소원대로 대륙을 덮고 있는 나뭇잎을 순식간에 먹어치워 핵반응처럼 일어나고 있는 광합성작용을 막고 대기에 쌓인 고농도 산소를 속 시원히 대량 소비해줄 해결사가 먼동이 트는 저 언덕너머 중생대 관문 트라이아스기의 빗장을 열기 위해 바위만한 알 껍질 속에서 막 깨어 나오려 하고 있다.

* 현재 지구의 대기는 80대 20의 비율로 질소와 산소가 대부분을 채우고 있는데 8천만 년 전 형성된 호박에 갇힌 공기방울 분석에서는 산소가 30%나 들어있는 것으로 조사되었다. 산소 농도가 1% 늘 때마다 화재 가능성은 70%가 늘어나니 산소 농도가 30%였던 시절은 지금보다 7배나 화재의 위험성이 컸다.

해결사의 출현

공룡이 중생대에 파충류의 몸으로 출현하게 된 이유는 무엇일까?

이 물음에 대한 답을 알게 되면 '감기 예방과 치유'는 의료 전문가의 영역이 아닌 일반인의 몫이 된다.

고생대 식물의 간절한 소원이 드디어 조물주의 마음을 움직였나 보다. 고생대 나무들의 수억 년에 걸친 숙원을 들어주는 것인 만큼 중생대 무대에 데뷔하기 전, 해결사가 갖춰야 할 조건은 조물주를 고민케 할 만큼 여러모로 까다로울 수밖에 없을 것 같다. 고민하실 내용이 많아서 그랬는지 중생대 개막식이 진행되는 동안 해결사에게 마련된 귀빈석은 공석으로 남아있다. 개막식이 끝나고 2,000만 년이 흐른 어느 날, 트라이아스기 후기의 문을 여는 해결사의 모습이 저 멀리서 어렴풋이 보이기 시작한다.

해결사의 출현!

고생대 식물의 오랜 숙원인 *산소포화도를 낮추는 일'을 일거에 처리해 줄

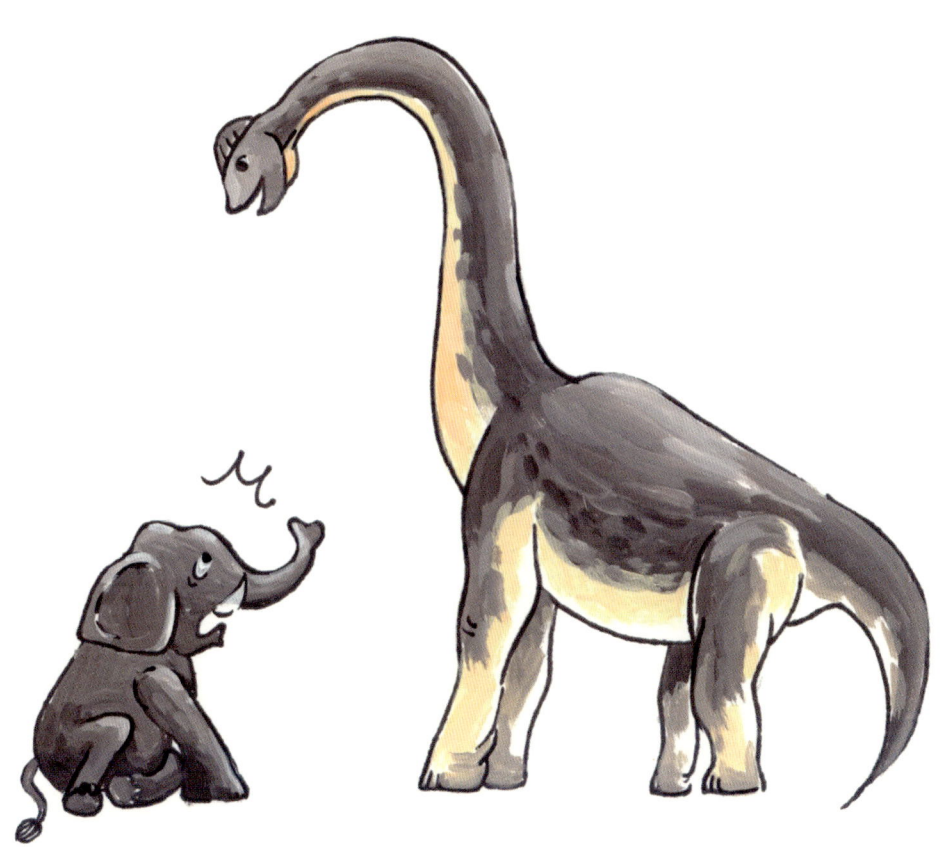

해결사의 능력이란 과연 어느 정도 수준이어야만 했을까? 산소 소모량을 최우선에 둔 조물주의 해결사 선발기준은 다음과 같았을 것이다.

1. 단 시간 내에 엄청난 산소를 흡입할 수 있는 능력, 즉 폐활량이 클 것
2. 근육이 발달하여 TCA회로(에너지를 얻기 위해서 산소를 소모하는 생화학 반응장치)의 가동률을 최대한 높일 수 있을 것
3. 미토콘드리아(TCA회로가 작동하는 곳)의 보유량이 가능한 한 많을 것, 즉 기동 가능한 범위 내에서 몸집이 최대한 클 것
4. 낮에 활동하는 주행성晝行性일 것(선인장을 제외한 식물은 낮에 산소를 배출하므로)
5. 개체수의 무한 증식을 막을 수 있는 천적이 있을 것(기하급수적으로 개체수가 불어나면 식물 생태계가 오히려 초토화 될 수 있으므로)
6. 항온 동물일 것(항온 동물은 체온 유지를 위해 같은 체구의 변온동물에 비해 더 많은 에너지가 필요하며 이 에너지는 산소를 소비하여 만들어진다)

아마도 조물주께서는 이렇게 여섯 가지 정도의 선발기준을 놓고 잠시(약 2,000만 년간 : 중생대 트라이아스기의 시작은 2억 4천 5백만 년 전, 공룡의 출현은 트라이아스기 후기인 2억 2천 5백만 년 전) 고심하셨을 것이다.

과연 그 누가 이 여섯 가지 요건을 모두 갖추어 중생대를 대표하는 주라기 공원의 진정한 구세주로 선발될 수 있었을까?

조물주의 고민으로도 위 6가지 조건 모두를 만족시킬 수 있는 해결사는 결국 빚어지지 못했다. 하지만 단 한 가지를 제외한 나머지 다섯 가지 조건을 완벽하게 만족시키는 존재가 있었으니 그것이 바로 중생대의 문을 두드리기 위해 알에서 깨어난 변온동물 파충류, 공룡이다.

* 공룡, 그들은 산소가 30%를 차지하고 있던 지구 대기를 1억 6천만 년에 걸쳐 <질소 8 : 산소 2>로 튜닝하는 위업을 달성하고 6천 5백만 년 전 모두가 스러져 갔다.

공룡이 파충류가 된 이유, 감기

공룡이 변온동물의 신분으로 지구에 출현할 수 밖에 없었던 이유는 바로 오한 때문이었습니다. 오한은 사람처럼 일정한 체온을 유지해야 하는 항온동물이 과로하여 체온유지에 사용할 에너지를 충분히 확보할 수 없다고 판단했을 때, 체온방출을 막기 위해 소름을 돋게 하여 땀구멍(환풍구 구멍)이 닫히면서 나타나는 현상입니다. 몸에 빨간 신호등이 켜진 상태이지요.

고래나 개, 고양이, 돼지, 토끼를 제외한 포유류는 찬 바람을 맞게 되면 체온을 유지하기 위해 땀구멍을 닫아야만 하는데 그런 일이 공룡에게 일어났다면 유카탄 반도에 혜성이 충돌하기도 전에 공룡은 감기로 멸종하게 되었을 겁니다.

거대공룡이 포유류로 태어났더라면 주라기 동료들과 한 바탕 전투를 치르고 기진맥진한 채 들판에 누워 있다가 찬비를 맞기라도 하는 날엔, 그 날이 생애 최후가 되었을 거예요. 땀을 낼 수 있을 만큼 따뜻한 아랫목과 오리털 이불, 따끈한 스프를 마련할 수 없었던 그들에게 감기에 걸려서 나는 재채기 소리는

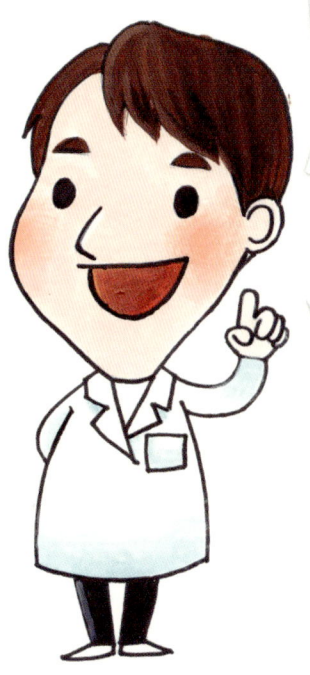

지구에서 1억 6천만년을 살다 간 공룡이 왜 파충류로 태어날 수 밖에 없었는지 알게 되면 '감기예방과 치유의 핵심'이 무엇인지 알게 됩니다.

감기몸살 30분 안에 잡는 법 어렵지 않아요~

곧 부음訃音이 되었을 겁니다.

공룡이 포유류의 몸으로 감기에 걸리게 되면 체온 유지를 위해 땀구멍을 닫으면서 거대한 몸집(사이스모사우르스는 전장 50m에 몸무게가 100톤에 이른다)에서 나오는 엄청난 열이 그 큰 덩치 안에 차곡차곡 쌓이게 되고 체온상승으로 뜨거워진 수 천 리터의 혈액은 태양을 감을 만한 길이의 피부 혈관이 수축하면서 일시에 공룡의 심장을 향해 돌진하게 되었겠죠?

그러면 심장의 온도와 압력은 급상승하게 되고 그 상태가 2, 3일 만 지속되어도 더 이상 고열과 고압을 견딜 수 없게 된 공룡의 관상동맥은 부풀어 올라 관상동맥류(가와사키병)가 되어 누운 자리에서 영면에 들 수밖에 없었을 것입니다.

공룡이 1억 6천만 년이란 긴 세월 종족을 보존하며 살 수 있었던 것도 포유류의 몸이 아닌 파충류의 몸이었기에 가능했던 것이죠. 공룡이 파충류로서의 제한된 삶을 살다간 것에서 우리는 감기에 걸렸을 때 무엇을 가장 경계하고 무엇을 시급히 해결해야 할지에 대한 중요한 깨달음을 얻을 수 있습니다. **경계로 삼을 것은 오한惡寒으로 인한 발열이고, 깨달음은 발한發汗을 통한 해열입니다.**

가장 손쉽게 해열할 수 있는 방법은 액체가 기화할 때 흡수하는 열인 기화열을 이용하여 열을 떨어뜨리는 것이죠.

80도가 넘는 사우나에서 체온을 유지할 수 있는 것도 땀을 흘릴 수 있는 능력 덕분입니다.

감기가 만병의 근원?

'감기가 만병의 근원', 맞는 말이면서 동시에 틀린 이야기 입니다.

단순한 오한으로 끝날 수 있는 감기가 만병의 근원이 되고 마는 것은, ①특히 어린이의 경우, 오한으로 인한 열을 안전하게 끄지 못하여 지속된 고열과 ②감기증상을 화학약품으로 처리하려다 발생한 약물 부작용 때문입니다. 〈감기후유증 = 고열 + 약물 부작용〉이라 할 수 있습니다.

오한이 감지된 지 30분 이내에 '감기몸살 30분 요격법'을 적용하면 감기는 그저 오한에서 그치게 됩니다. 만약 초기대응에 실패하여 전형적인 감기몸살 증상인 오한, 발열, 콧물/재채기, 인후통, 두통, 관절통, 기침이 찾아온다 하더라도 '감기몸살 30분 요격법'으로 10시간 안에 다음 날 활동에 지장을 받지않을 정도로 컨디션을 회복해 놓을 수 있습니다.

'감기몸살 30분 요격법'으로 감기후유증이 모여 만들어 지는 '병'이라는 글자가 우리 몸을 유린하지 못하도록 힘써야만 합니다. 건강인도 1년 평균 3회 감기몸살에 걸리고 한 번 걸리면 최소 2일 정도는 정상활동이 어려워지므로 감기몸살에 태클 당하지 않고 80년을 살 수 있다면 1년 4개월(80년 x 3회/연 x 2일/회=480일)을 더 유의미하게 사는 셈이 됩니다.

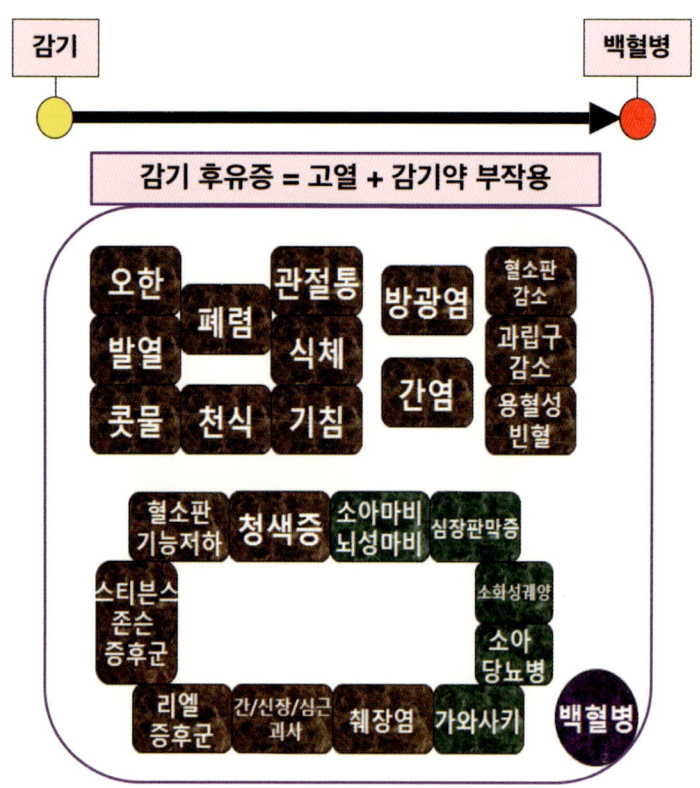

감기후유증으로 가는 레일-오한

오한惡寒이란 미워할 오, 찰 한 즉, '차가운 것을 싫어한다'는 뜻입니다.

인체는 재채기를 하며 오슬오슬 춥고 괴로운 증세인 오한을 통해 우리에게 감기가 시작되고 있다는 경보를 보냅니다. 감기라는 열차는 오한이라는 레일을 따라 종착역인 감기후유증을 향해 달리게 됩니다. 따라서 오한이라는 레일을 거둬내면 감기는 더 이상 진행할 수 없게 되겠죠.

몸 컨디션이 정상을 벗어나기 시작할 때 나타나는 경고싸인이 오한이고 콧등이나 명치에서 땀이 나는 것은 컨디션이 좋아지기 시작했다는 회복싸인이라 기억하십시오.

체했을 때에도 마찬가지 입니다.

이 책의 제목은 '감기몸살 30분 요격법'입니다. 제목처럼 누구나 감기몸살을 30분 내에 요격하여 감기기관차를 멈출 수 있도록 이 책을 구성하였습니다. 이 책의 마지막 페이지까지 읽었다면 감기몸살에 태클 당하지 않는 가장 안전하고 신속한 그리고 정교한 감기 저격방법을 알게 되었다는 뜻입니다. 특히 어

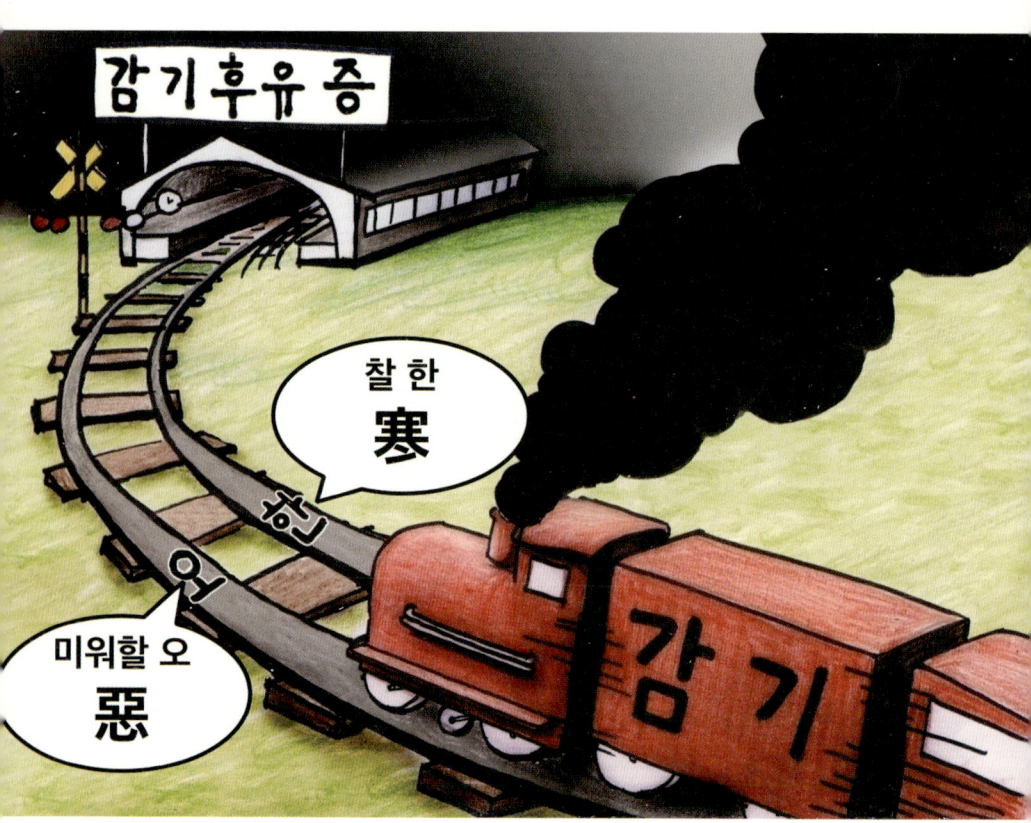

린 자녀를 키우는 어머니는 이젠 더 이상 고열 때문에 한 밤중에 아이를 들쳐업고 응급실로 뛰어가지 않고(응급실에서 행해지는 해열제 투여, 냉각해열법 자체가 매우 위험합니다) 안전하게 해열할 수 있는 비밀을 알게 되었다는 뜻이기도 합니다.

또한 이 책의 요격시스템을 통해 추가로 얻게 되는 혜택은 화학약품에 의존하지 않고 감기를 차단함으로써 화학약품 부작용으로 인해 발생하는 다양한 후유증에서 자유로워지게 되었다는 점입니다.

감기치료의 핵심 - 오한제거

'오한'이라는 레일을 30분 이내에 제거하는 것이 감기치료의 핵심입니다.

감기라는 기관차를 '감기후유증 역'으로 안내하는 오한이라는 궤도를 감기기관차가 출발한지 30분 내에 제거하면 감기몸살은 더 이상 진행할 수 없게 됩니다.

'감기에는 약이 없다'고 하는데 정확히는 '감기바이러스를 죽이는 약이 없다'가 맞는 표현입니다.

감기의 원인을 바이러스에 두면, 바이러스를 죽일 수 있는 약이 없기 때문에 감기 앞에 속수무책으로 무릎꿇을 수 밖에 없을 것같지만 사실은 그렇지 않습니다. 과로가 감기의 원인이라고 말하듯이, 감기바이러스 침입을 허용한 것은 과로이고 감기라는 기관차를 떠 받치고 있는 실체는 바이러스가 아닌 과로로 인한 오한입니다. 바이러스가 우리에게 침입(invading)한 것이 아니고 우리가 바이러스를 초대(inviting)한 것이지요.

체온유지에 사용될 에너지가 손실됐을 때 소름이 돋게 되는데, 이 특이한 현

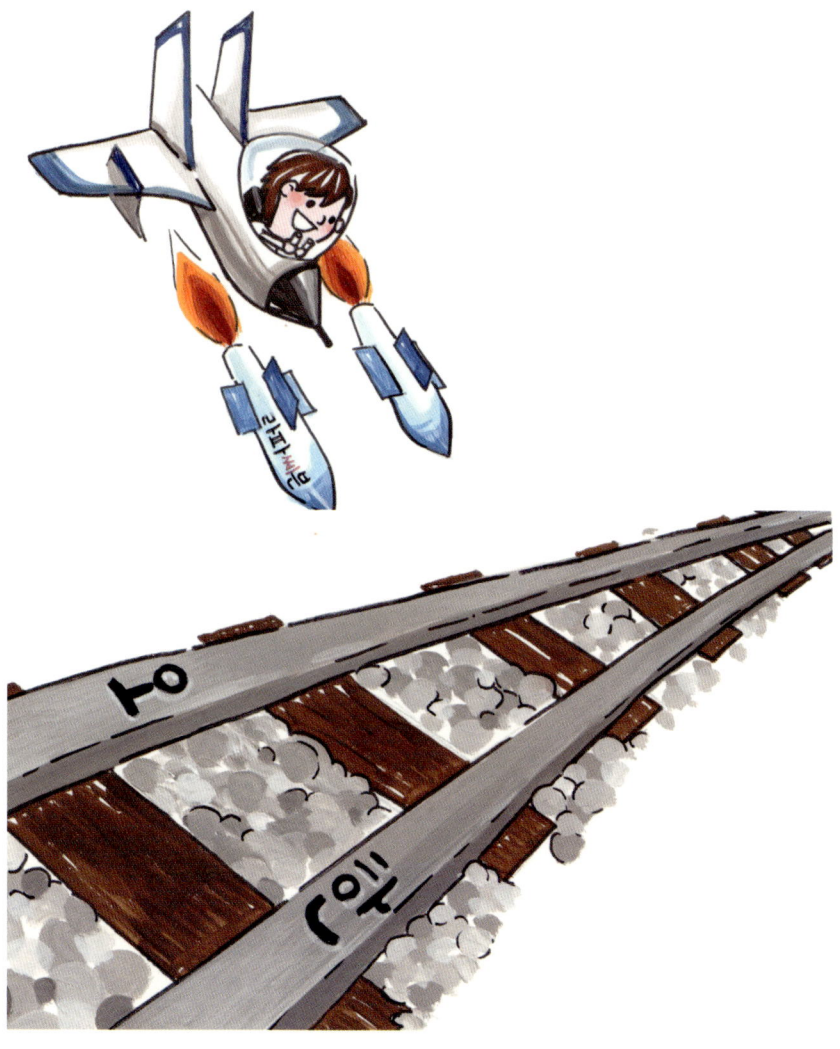

상을 '오한'이라고 합니다. 오한이라는 궤도를 타격하면 감기후유증으로 향하던 감기는 더 이상 진행할 수 없게 됩니다.

정리하면, **[과로 -> 감기바이러스 침입=오한]**인 것이지요.

바이러스가 인체를 침범하는 시점을 의료장비로는 감지할 수 없겠으나 바이러스가 침입을 시도하려는 순간, 인체는 오한이라는 경보스위치를 켭니다.

바로 이때 오한스위치를 끄면(=보온하면=열에너지를 공급하면) 궤도를 잃은 감기는 잠시 후 진행을 멈추게 됩니다.

'감기치료=30분 내 오한 제거'라는 사실을 체험하게 된다면 이것이 얼마나 쉽고 간편한 일인지 놀라게 될 것입니다.

감기후유증 도화선 - 오한

 감기몸살 증상은 오한, 발열, 콧물/재채기, 인후통, 두통, 관절통, 기침, 이렇게 7가지 입니다. 이 그림을 보면 오한을 방치했을 때 어떤 일이 벌어지게 되는지 잘 알 수 있습니다. 과로는 점화장치, 오한은 나머지 6가지 감기몸살 증상의 도화선 역할을 하고 있습니다. 이 그림에서 오한이라는 도화선을 끊으면 나머지 6가지 감기몸살 증상을 차단할 수 있습니다. 1거 7득인 셈이지요. 여기에서 그치지 않고 오한이란 도화선을 끊어 발열을 막으면 열에 의한 각 장기의 염증-폐렴, 중이염, 뇌염 등-도 예방할 수 있습니다.

 범행현장에서 범인을 검거하면 2차 범행을 막을 수 있는 것처럼 오한을 현행범으로 체포하면 오한이 벌이는 감기후유증이라는 2차 범행을 예방할 수 있게 됩니다. 감기가 만병의 근원이 된 이유는 현장에서 즉시 체포되지 않은 오한이 2차 범행(감기후유증)을 저지르도록 방조했기 때문이며 몸이 원치 않는 화학약품을 오남용했기 때문입니다.

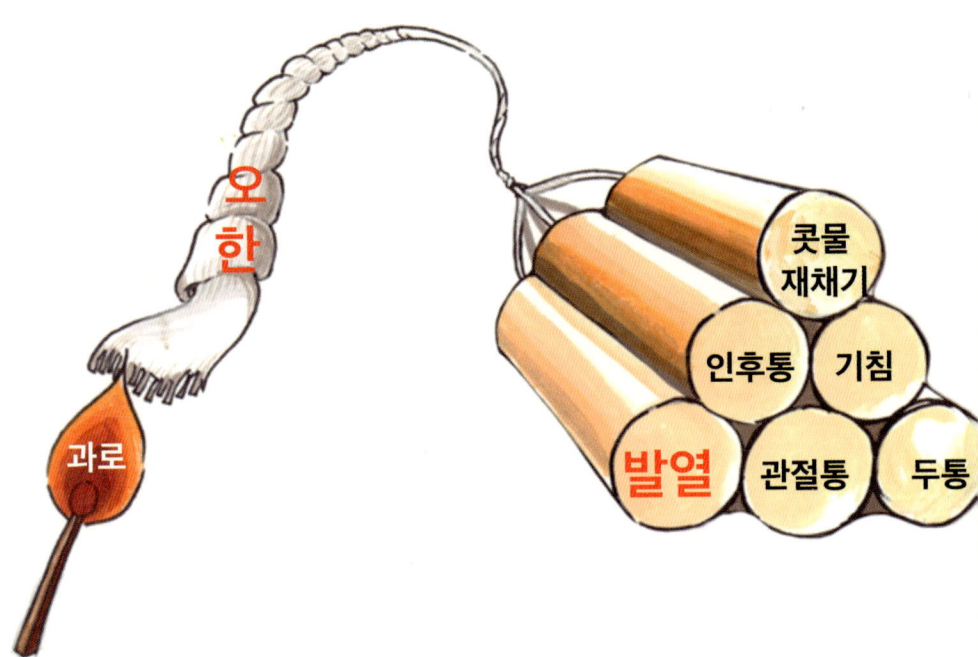

오한 처리시한 - 30분

 심정지 상태가 발생했을 때, 4분 내에 심폐소생을 하지 못하면 심폐소생에 성공하더라도 뇌손상을 감수해야만 합니다. 이렇게 심정지 처치에 허락된 시간은 4분입니다.

 감기의 경우는 어떨까요?

 감기는 30분 입니다. 30분 이내에 오한을 제거하지 않으면 시간이 흐르면서 하나 둘씩 감기증상(발열, 콧물/재채기, 인후통, 두통, 관절통, 기침)이 추가되기 시작합니다.

 감기에 걸렸을 때, 우리를 가장 괴롭게 만드는 것은 열입니다. 으스스 추우며 미열만 있어도 영~ 기분이 안 좋죠?

 특히 어린이의 경우는 '열' 때문에 모든 사단이 벌어지게 됩니다.

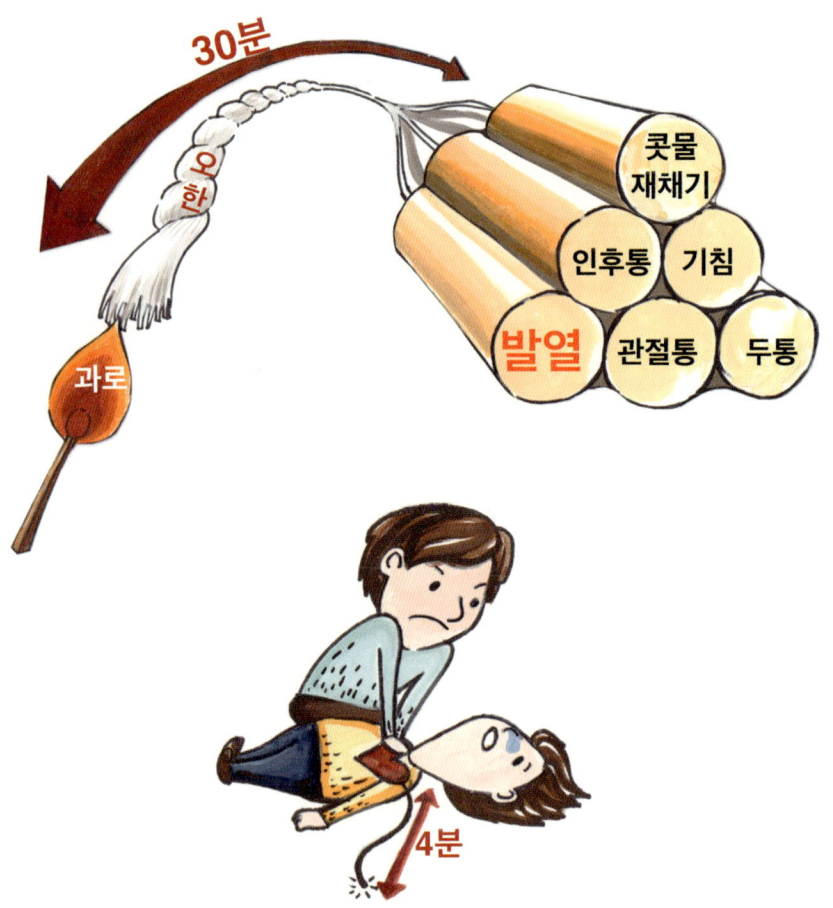

라파7의 임무 - 오한제거, 생존시간 연장

학교 수업 중 / 업무 중 / 퇴근 후 대중교통으로 귀가할 때 / 등산 후 하산할 때 / 야외 드라마 촬영 후 / 야외 훈련 후 / 골프치고 난 후 / 대륙간 항공기 여행 후, 오한이 느껴지면 30분 내에 바로 조치할 수 있어야만 합니다.

이런 상황에서 즉시 조치할 수 있도록 라파7이 개발되었습니다.

라파7은 30분 내에 오한 제거 임무를 완수할 수 있도록 물 없이 침만으로도 녹여 먹을 수 있는 오한 제거제이자 컨디션 조절제입니다.

평소 가방에 2포 정도를 휴대하고 있다가 컨디션이 안 좋을 때 매우 요긴하게 사용할 수 있습니다. 중요 계약이나 시험을 앞 둔 상황에서 감기가 들려 할 때, 그 진가는 더 크게 발휘될 것입니다.

한편, 라파7은 적진에 침투하는 항공구조사, 특수부대 요원, 산악 등반대원들이 조난을 당했을 때나 고립되었을 때, 생명을 연장해 주는 중요 도구가 될 수 있습니다.

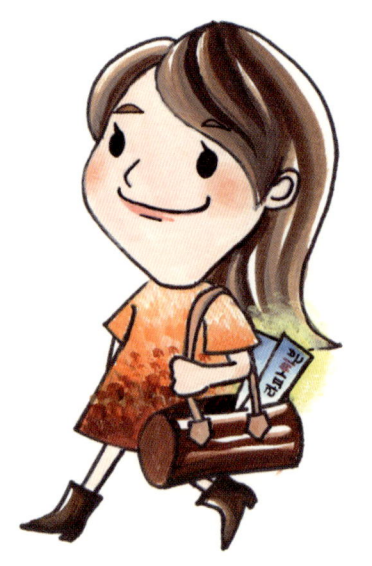
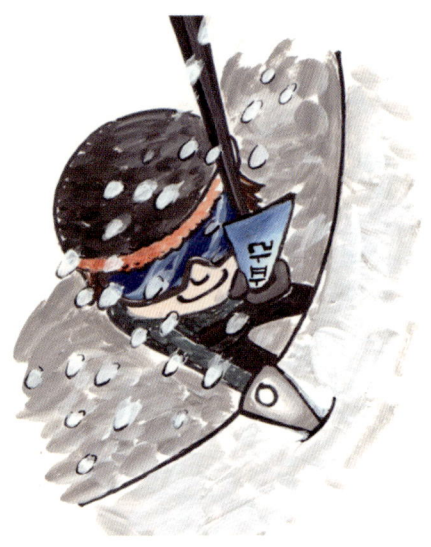

산을 태우는 불씨, 오한

미사일이 떨어져 산불이 나는 것이 아니라 작은 불씨 하나가 온 산을 다 태우듯, 오한이라는 불씨가 감기증상 중 우리(특히 어린이)를 가장 힘들게 하는 발열을 일으킵니다. 불씨가 온 산을 태워 산림에 치명타를 입히듯 오한은 발열을 일으켜 전신을 염증상태로 몰고 갈 수 있습니다. 담배꽁초를 버린 즉시 줍는다면 큰 산불을 막을 수 있는 것처럼 오한을 즉시 처리할 수 있다면 감기는 단순히 오한으로 끝나게 됩니다. 오한을 느낀 즉시 제거하면 오한으로 열이 오르는 것을 막을 수 있게 되고 그렇게 되면 과도한 해열진통제 복용을 피할 수 있어 폐렴이나 중이염, 신우염, 뇌염, 백혈병 같은 감기후유증도 피할 수 있게 됩니다.

담배꽁초를 줍는 것보다 더 좋은 산불예방법은 꽁초 안 버리기 입니다. 이처럼 오한을 해결하는 것보다 애초 오한이 들지 않도록 하는 것(=과로하지 않는 것)이 더 나은 감기예방법이 되겠지요^^. 하지만 현대사회는 늘 우리에게 과로를 강요하고 있으니 과로해도 감기에 걸리지 않을 수 있는 현실적인 대비책을 마련해 두는 지혜가 필요합니다.

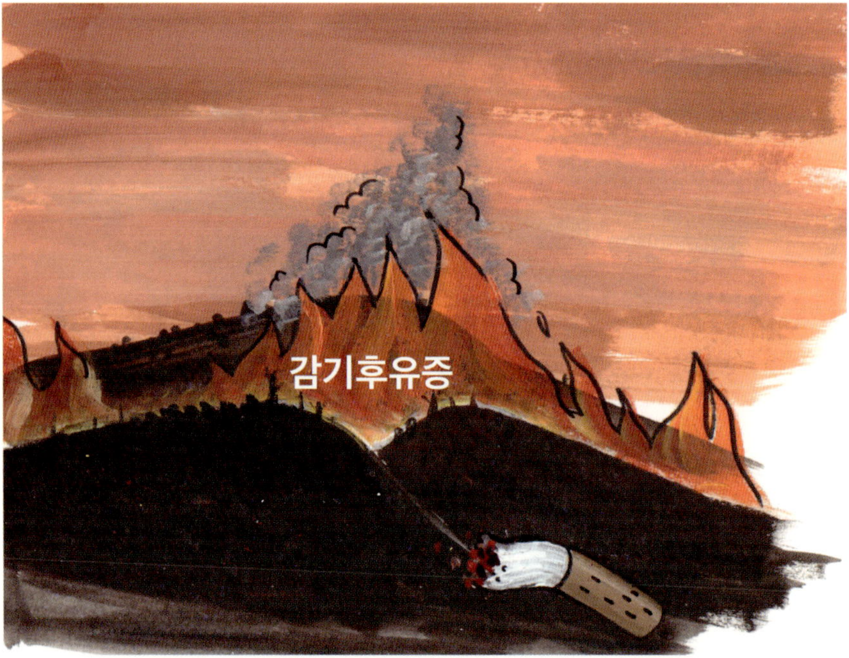

감기후유증

불씨 ➡ 산불

오한 ➡ 감기후유증

오한은 언제, 왜 일어날까요?

이렇게 설명해 볼까요.

가정에서 여러 가전제품을 사용하여 전력수요량이 공급량보다 많아지면 두꺼비 집의 전력공급 스위치가 자동으로 차단되죠.

그렇듯이 활동에너지를 너무 많이 써서 체온유지에 사용할 에너지가 부족해지면 인체는 오한이라는 스위치를 작동시켜 소름을 돋게 해서 땀구멍을 오므려 열방출을 차단해 버립니다.

오한은 두꺼비집의 전원공급 스위치가 차단되는 일과 같습니다.

'오한=정전사태'라고 보면 됩니다.

스위치가 차단됐을 때, 전자제품 사용을 멈추고 다시 스위치를 켜면 방안은 다시 환해집니다.

이처럼 오한이 느껴질 때, 하던 일을 멈추고 보온에 유의하며 휴식을 취하면 뻐근하던 몸은 다시 활력을 찾게 됩니다.

감기와 상관 없이도 오한을 경험하는 때가 있습니다.

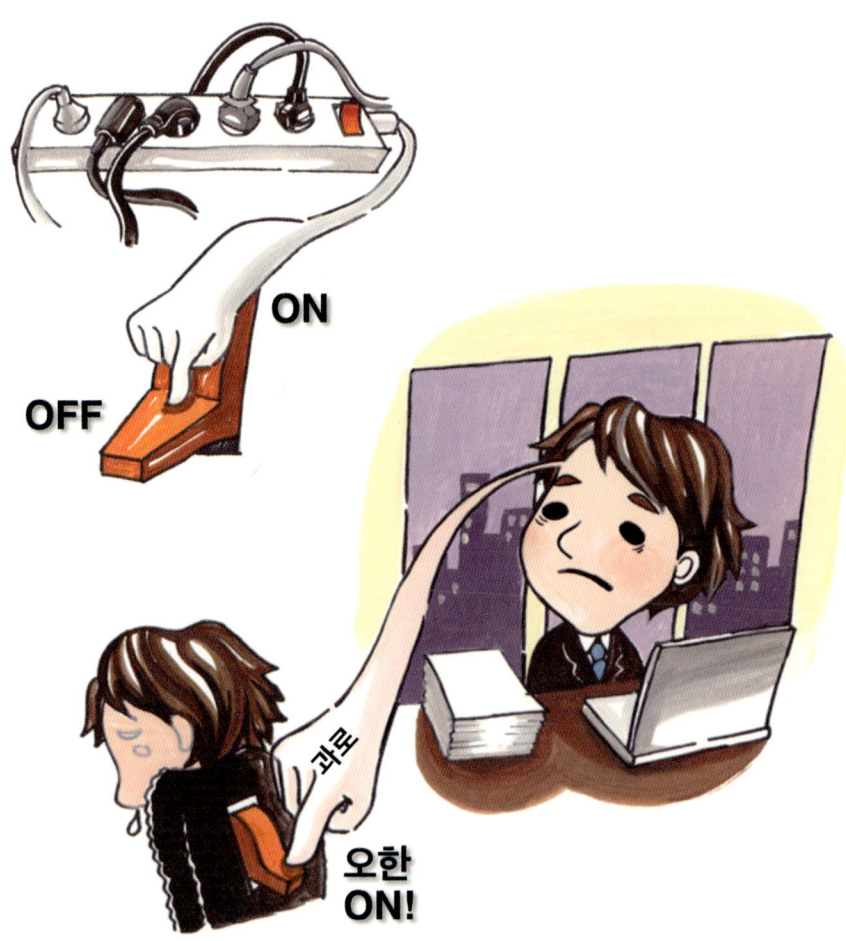

날씨가 차가운 날 소변을 보고 나면 몸을 잠시 부르르 떨게 되는데 이것이 오한이 들 때 나타나는 신체반응입니다.

소변을 통해 열에너지가 빠져나가면 이를 보상하기 위해 순간 소름을 돋게 해서 근육마찰열을 일으키고 땀구멍을 오므려 열에너지가 밖으로 세어나가지 못하도록 하는 것이지요.

이렇게 오한은 (활동)에너지를 너무 많이 써서 체온유지에 쓸 에너지가 모자랄 때 발생합니다.

에너지 확보를 위한 비상조치 - 오한

인체는 열효율이 40%인 내연기관입니다. 즉 40%는 활동 에너지에 사용되고 나머지 60%는 체온 유지에 사용됩니다. 언뜻 보면, 무려 60%를 열에너지로 낭비하니 대단히 비효율적으로 보이지요?

인간은 정온(항온)동물이기 때문에 잠에서 깨자마자 모든 정보를 기억해 내는데 소요되는 부팅시간이 1초 미만으로 극히 짧습니다.

정온(항온)은 그래서 만물의 영장의 지위를 유지하는데 필요조건입니다.

만약 인간이 파충류였다면 고도의 연산을 위해 두뇌가 부팅되는데 오랜 시간이 걸려 지금 같은 인류문화를 이루어 낼 수 없었을 것입니다. 그러니 체온유지에 60%의 에너지가 사용된다는 사실을 안타까워할 필요가 없는 것이지요.

문제는 활동 에너지를 40% 한도 내에서 사용하지 않고 그 이상, 예를 들어 10% 정도를 더 쓰게 되어(=과로) 50%를 사용하게 될 경우 발생합니다. 그러면 인체는 자구적으로 부족해진 체온유지용 에너지 10%를 확보하기 위해 열이 체외로 누출되지 못하도록 땀구멍을 오므리게 됩니다.

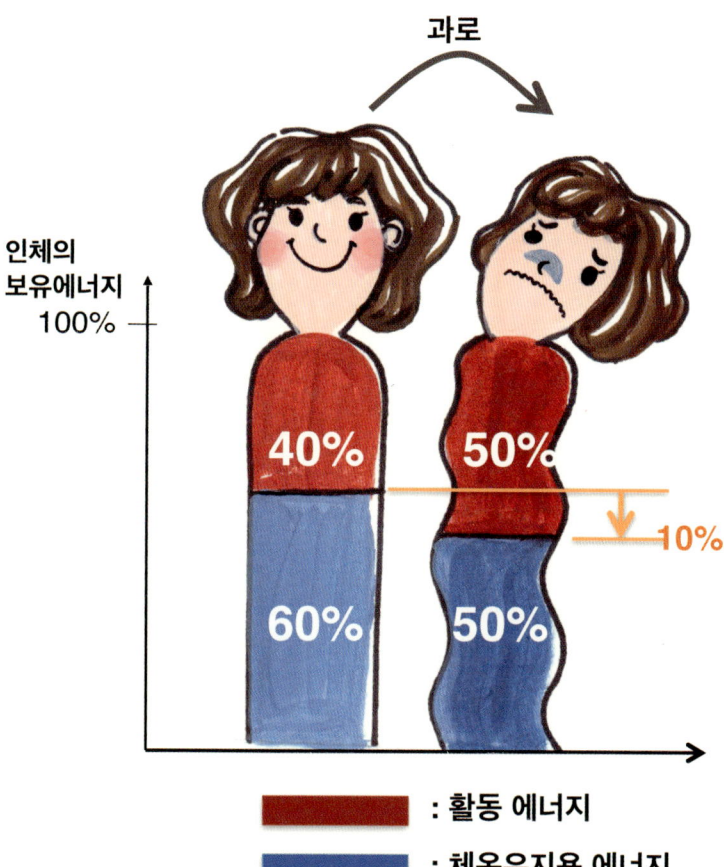

바로 이때 오한이 발생하여 '으스스~', 추운 느낌이 들게 되지요.

부족해진 열에너지를 확보하려고 오한이 온 것이므로 오한을 없애려면 방안 온도를 높이거나 온찜질을 통해 외부에서 열에너지를 공급해 주면서 옷이나 이불을 덮어 보온을 해주면 됩니다.

그러면 체온을 유지하기 위해 더 이상 열을 가둬둘 필요가 없어져 그 동안 닫혀있었던 땀구멍이 열려 오한 때문에 몸 안에 쌓여 있던 열이 체외로 배출됩니다. 그런데 같은 상황에서 현대의학은 몸에서 열이 난다며 몸을 썰렁 식히는 냉각해열법을 적용합니다.

이렇게 순리에 어긋난 정반대의 해열법을 적용하게 되면 당연히 탈(부작용)이 날 확률이 높아지겠죠.

오슬오슬 추운데 열은 왜 나는 걸까요?

 이상한 일은 감기에 걸려 몸은 으슬으슬 추운데 이마에서는 열이 난다는 점입니다. 이 모순처럼 보이는, 추운데 열이 나는 현상을 오한발열이라고 합니다. 오한이 들면 피부모세혈관이 수축되고 소름을 돋게 하는 근육인 털세움근(입모근)도 수축하여 땀구멍을 오므립니다.

 그러면 그 동안 땀구멍을 통해 방출되던 ①열(방출열)과 땀을 통해 발산되던 ②열(기화열)이 피부아래에 쌓이게 되고 ①방출열과 ②기화열이 합해져 체온이 오르게 됩니다.

 자동차가 엔진 열을 식히기 위해 냉각장치를 가동하듯이 우리 몸은 모세혈관을 확장시키거나 땀이 증발할 때 발생하는 기화열을 이용, 체온을 식히고 있습니다. 기화열이란 증발열이라고도 하는데 액체가 기체로 바뀔 때 주위로부터 흡수하는 열을 말합니다.

 여름에 마당에 물을 뿌리면 시원해지죠? 기화열 때문입니다.

 이렇게 발열은 오한에 의해서 일어납니다. 마치 솥뚜껑을 닫고 물을 끓이면

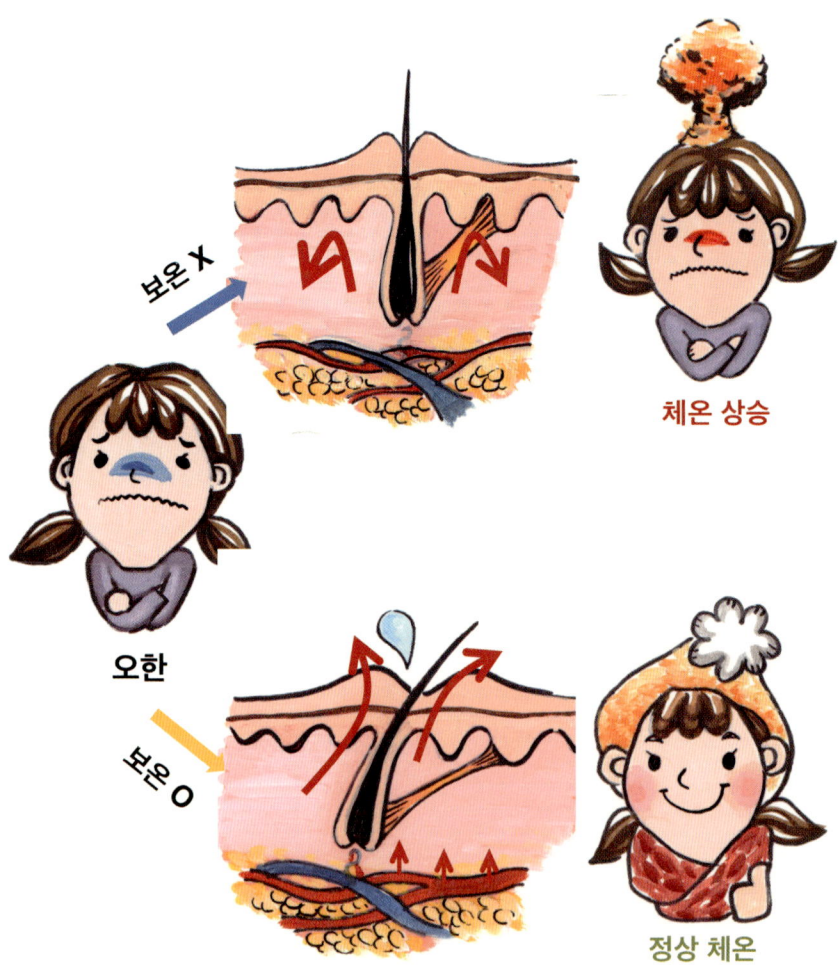

솥 안의 온도가 급격히 오르는 것과 같은 이치이지요.

솥뚜껑이 열리면 솥 안의 온도가 내려가듯이 땀구멍이 다시 열리기만 하면 오한 때문에 쌓여 있던 열이 빠져나가 고열을 해결할 수 있겠죠.

닫혀있던 솥뚜껑(땀구멍)을 열기 위한 조치가 바로 보온인 것입니다.

감기에 걸려서 나는 열은 정상적인 신진대사로 생긴 열이 아닌, 밖으로 나가야 할 열이 내부에 쌓여서 생긴 비정상적인 열이기 때문에 이 열을 내리려면 땀구멍을 다시 열어주는 조치 즉, 보온을 해줘야만 합니다.

그림에서 처럼 보온을 해주면 땀이 나면서 비로소 열이 떨어지기 시작합니다. 이로써 '추운데 왜 열이 나는가'라는 의문이 깨끗이 풀리게 되었습니다.

와~ 놀라운 비밀을 아시게 되었습니다. ^^

어린이의 경우엔 고열이 나기 쉬운데, 모든 사단이 벌어지는 원인이 고열에 있습니다. 심지어 백혈병에 이르게 되는 원인 제공자가 바로 고열입니다. 고열이 아니면 백혈병의 원인인 해열제를 복용할 일이 없기 때문입니다.

오한발열을 신속히 해결하는 것이 핵심입니다.

오한발열 방치 시간이 길어지면 길어질수록, 오한발열을 해결하기 위해 해열진통제 사용량이 많아지고 그만큼 감기 후유증은 늘어나고 심해지게 됩니다.

체온조절제 - 땀

우리 몸은 땀구멍의 두 가지 역할을 통해 체온을 조절합니다.
① 땀구멍을 통해 땀을 배출합니다.
땀이 나면 땀이 기화되면서 열(체온)을 빼앗아 가므로 체온이 내려갑니다.
알코올을 손에 문지르면 시원해지죠?
알코올이 기화되면서 주위 열을 빼앗아 가기 때문입니다.
② 땀구멍은 열에너지가 빠져나가는 터널 역할을 합니다.

그런데 과로로 체온유지에 필요한 에너지가 부족해져 우리 몸이 열에너지를 확보하려고 입모근을 수축시켜 땀구멍을 닫게 되면 땀으로 인한 기화열 발생이 차단되고 땀구멍을 통한 열 방출도 차단됩니다.
이렇게 기화와 열방출을 통한 체온발산을 원천 봉쇄해서 체온을 지키려는 응급조치가 바로 땀이 나지 않게 만드는 오한입니다.
고열의 원인이 오한*이므로 결자해지의 원칙에 따라 고열을 풀려면 오한을

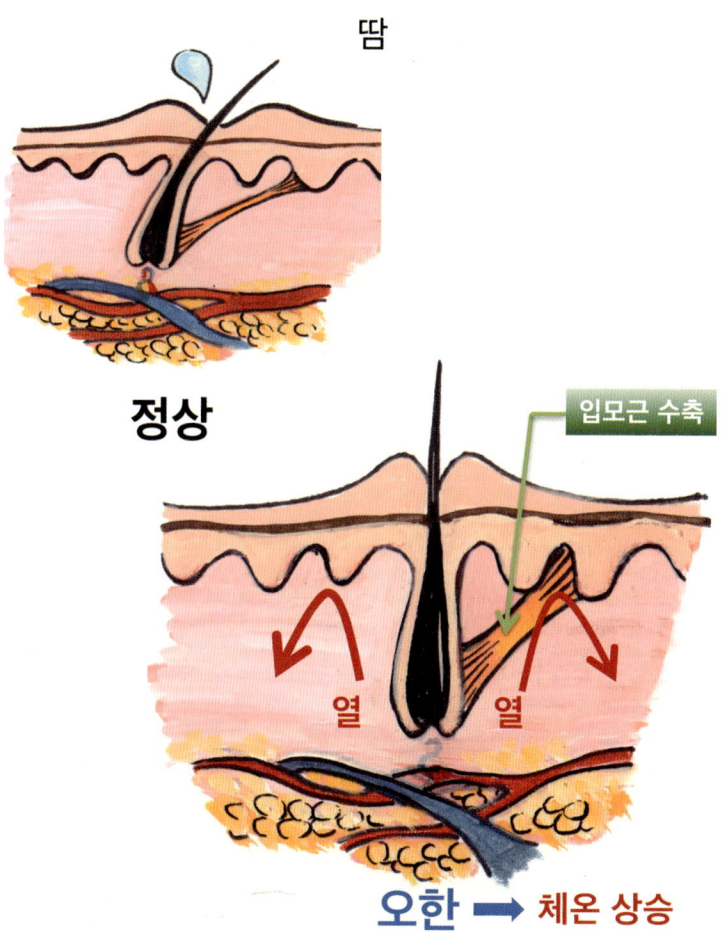

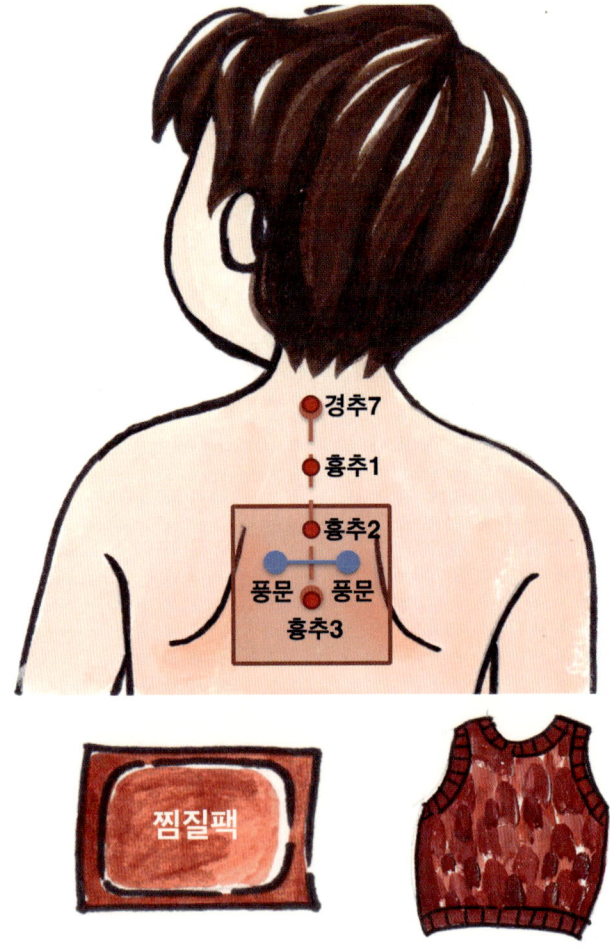

해결해야 합니다. 이 단순한 사실이 감기몸살 해법의 모든 것입니다.

오한을 풀고 해열을 하면 감기를 만병의 원인으로 이끄는 해열진통제, 항생제, 콧물약 등의 대증요법 화학약물에 의존하지 않아도 됩니다.

긴급 질문: 오한을 해결하면 콧물, 가래약도 필요없나요?

오한으로 땀구멍이 막혀 땀으로 배출되지 못한 수분이 코와 기관지로 우회 배출된 결과, 콧물과 가래가 나오는 것이기 때문에 오한을 풀어주면 콧물, 가래도 자연 줄어들게 됩니다.

이제 중요한 점 3가지는 거의 다 이해되었을 줄 믿습니다.

1. 오한이 발열의 원인이라는 점!
2. 오한발열이란 모순이 왜 생겼는지!
3. 열을 떨어뜨리려면 오한을 해결하면 된다는 점!

오한을 좀 더 신속히 해결하려면 아래처럼 하면 됩니다.

바람이 들어오는 문이라 하여 이름이 풍문(風門)*인 지점(대략 날개뼈 사이)을 조끼를 입거나 찜질팩을 붙여 보온합니다. (약국에서 온찜질팩을 손쉽게 구입하실 수 있습니다.)

* 오한

감염이 발생하여 면역반응을 활성화 하려고 체온을 높이기 위해 입모근이 수축하는 현상을 말합니다. 그냥 땀구멍이 닫히는 거라고 기억하세요. 오한이 지속되면 PGE_2라는 물질이 분비되는데 PGE_2는 시상하부에 있는 체온조절중추의 set-poin(기준 온도)를 상향 조정, 발열반응을 일으킵니다. 결국 오한이 발열반응의 원인인 것이죠. PGE_2생산은 미생물 감염시 대식세포가 방출하는 인터루킨-1이라는 싸이토카인에 의해 촉진됩니다.

* 풍문

목을 푹 수그려서 제일 튀어나온 뼈(경추 7번) 아래 움푹 들어간 곳이 대추혈이고 그 아래로 척추마디 2개를 넘어서 흉추 2, 3번 사이 지점에서 좌우로 각자의 엄지손가락 1개 반 폭 만큼 떨어진 곳에 풍문이라는 혈자리가 있습니다. 오한이 있을 때, 풍문 부분을 손으로 만지거나 드라이로 따뜻이 해주면 웅크렸던 몸이 펴지는 경험을 해보셨을 겁니다. 환절기에 감기몸살에 잘 걸리는 이유는 낮과 밤의 기온차가 커서 풍문이 차가운 공기에 노출되는 일(얇게 입고 외출하거나 얇게 입고 잠을 자는 경우)이 자주 발생하기 때문입니다. 따라서 환절기 감기예방법은 취침시 얇은 조끼를 입어 풍문을 잘 보온하는 것입니다.

오한에 신경쓰다 놓치기 쉬운 기침

오한발열을 해결하면 감기의 거의 전부를 해결했다고 볼 수 있습니다.

그런데 여기서 세심하게 대처하여 예방할 것이 한 가지 남아 있는데, 바로 기침입니다.

오한을 해결하기 위해 집안에서 히터를 틀어놓는 경우 공기가 건조해지면 기관지점막이 말라 기침이 나기 쉬워지는데 이를 방지하기 위해 보온을 할 때 가습기를 틀거나 물수건을 널어놓는 것이 좋습니다. 그러면 기침까지 가는 일 없이 깔끔하게 감기를 오한발열에서 멈추게 할 수 있습니다.

오한을 해결한 직후, 혹은 미처 오한이 풀리기 전 부득이 외출을 해야 할 경우 등이나 호흡기가 찬 공기에 노출되고 오한이 들게 되면 기침을 하게 되므로 보온성이 좋은 내의 위에 온찜질팩을 붙이고 모자를 쓰고 마스크와 목도리를 착용토록 합니다. 이렇게 해서 외출을 하더라도 오한을 차단 정상에 가까운 컨디션을 유지할 수 있도록 해야 합니다.

실내에서

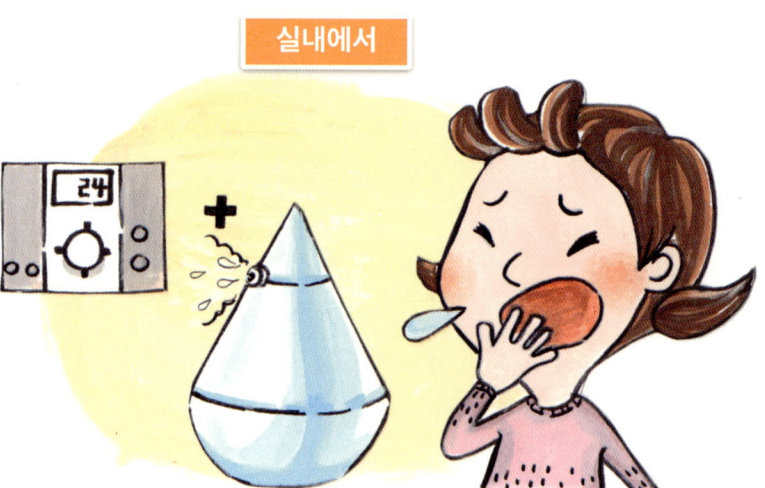

외출 시

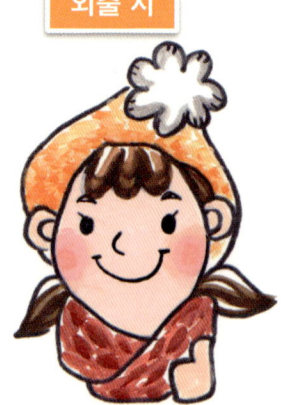

해열은 냉각이 아닌 보온으로!

'냉각에 의한 해열'을 시도하는 오류를 범하지 않도록 해야만 합니다.

냉각을 하면 오히려 열이 더 오르게 된다는 사실을 꼭 기억하세요!

발열의 원인이 오한이므로 오한을 풀지 않으면 결코 체온을 떨어뜨릴 수 없습니다. 그런데 병원응급실에서는 옷을 벗기고 심지어는 찬 물수건으로 아이의 몸을 닦습니다.

결과는 어떨까요? 아이는 일시적으로 체온이 식는 듯 하다가 급격히 체온이 오르게 됩니다. 피부를 차갑게 하면 체온유지를 위해 땀구멍이 더 긴밀하게 닫혀 그 만큼 체내에 쌓이는 열이 더 많아 지기 때문입니다. 그러면 당황한 나머지 해열제를 고용량으로 투여하거나 여러가지 해열제를 섞어서 투여하게 되는데, 그 결과 치명적인 질병(스티븐스존슨 증후군 / 간, 신장, 심근괴사 / 뇌수막염 / 백혈병 등)이 발생할 수 있습니다.

오한 지속시간에 비례하여 체온은 오르게 됩니다.

해열은 냉각해열법이 아닌 보온으로 땀을 내서 기화열과 방출열을 이용한

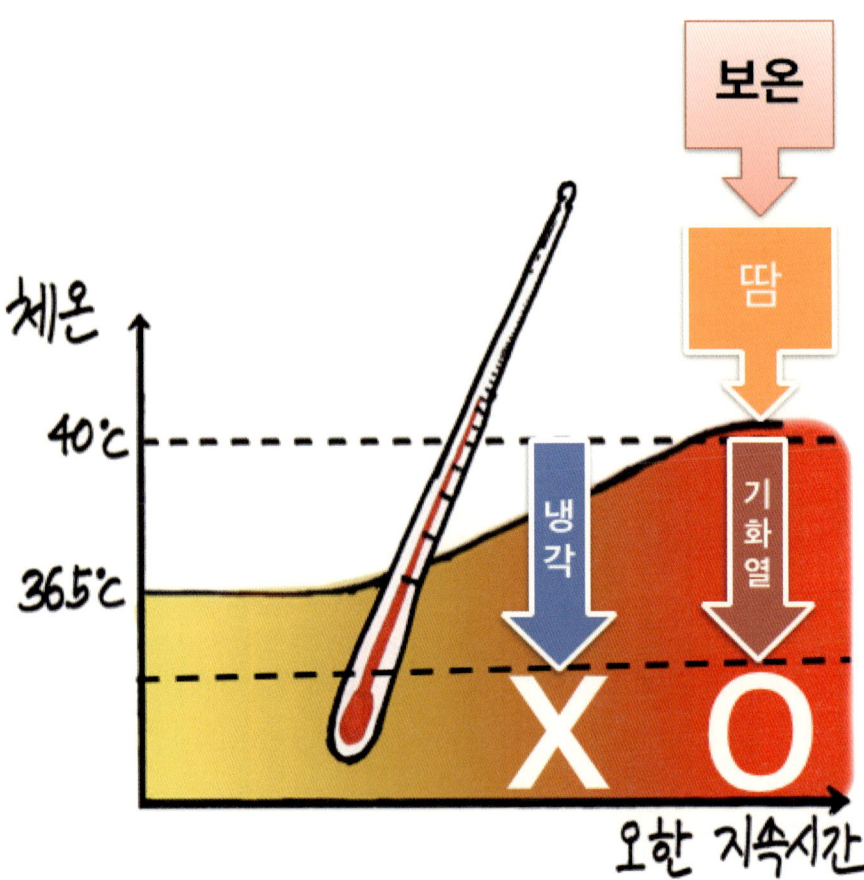

해열, 즉 보온해열법을 써야만 합니다.

  응급실에서 '땀의 기능 1, 땀은 체온을 조절한다' 라는 생리학의 가장 기초적인 사실만 이해하고 적용해도 최소한 해열제에 의한 소아 의료사고는 막을 수 있을 것입니다.

잘못된 해열법 3가지

흔히 저지르기 쉬운 잘못된 해열법 3가지에 대한 주의사항입니다.

가장 큰 문제는 아직도 그림과 같이 잘못된 해열법을 가정에서나 병원에서 적용하고 있다는 사실입니다.

열이 나니까 열을 식히자는 생각으로 몸을 차갑게 하려 하는데, 누차 강조하였듯이 이는 더욱더 땀구멍을 조이는 일입니다. 오한으로 인한 열은 땀 구멍을 열어 땀이 나도록 해주어야 한다는 사실을 기억하시기 바랍니다.

알콜세척, 찬 물, 과량의 해열제는 결코 아니아니, 아~니 되옵니다.~

냉각해열법(x)
보온해열법(O)

찬물을 마시고 / 옷을 벗겨 물이나 알코올로 세척하고 / 해열제를 촘촘히 먹여 열을 내리려고 하는 시도는 감기몸살과의 전투에서 패배하는 지름길입니

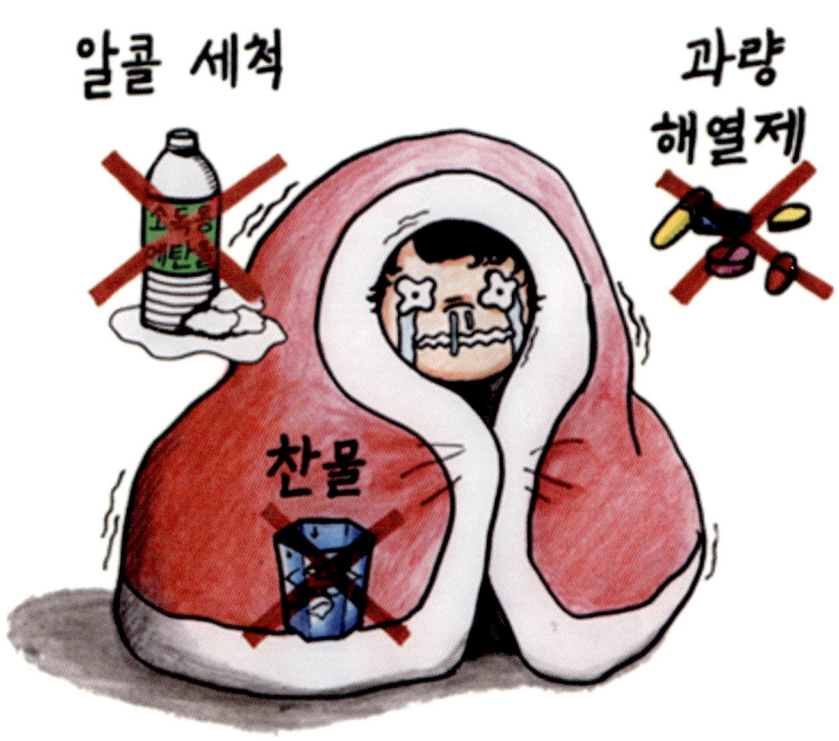

다. 어린이의 경우는 더욱더 그러합니다.

　열이 난다 하여, 몸을 차갑게 하면 -> 체온을 유지하기 위해서 땀구멍을 더 닫게 되고 -> 그 결과 오한은 더 심해집니다.-> 그러면 방출되지 못한 열이 내부에 쌓여 열이 더 나겠죠? -> 열이 더 나면 해열제를 더 자주 더 많이 복용하는 치명적 실수를 범하게 됩니다. 결국 해열제 부작용으로 위급 상황이 벌어질 수도 있게 됩니다.

♨ 1시간 내에 정상체온이 되는 방법

성인의 체 표면에는 약 2백 50만~3백만 개의 땀샘이 있다. 이를 통해 시간당 약 4리터 이상의 땀을 흘릴 수 있는데 4리터의 땀은 2,500kcal를 제거할 수 있는 양이다(1cal는 1기압에서 물 1g의 온도를 1도 올리는 데 필요한 열량).

지금 39도의 고열에 시달리고 있는 몸무게 60kg인 성인이 정상체온(36.5도)이 되려면 대략 150Kcal(60,000g × 2.5(39도-36.5도/1,000)정도의 열량을 땀을 통해 소모하면 된다. 즉, 한 시간 동안 약 240ml(4,000ml : 2,500Kcal = x : 150Kcal)정도의 땀을 흘리면 한 시간 후엔 정상체온이 된다는 이야기다(성인은 하루 600~700ml의 땀을 흘린다). 박카스 한 병이 100ml다. 발한만큼 아무런 부작용 없이 한 시간 내에 2.5도 이상을 낮출 수 있는 약은 없다.

고열이 날 때 해열제 복용에 주의해야 하는 이유

간은 인체에서 가장 많은 화학반응이 일어나는 장소인 만큼 반응에 관여하는 효소 또한 가장 많을 수 밖에 없습니다. 간기능 중 가장 중요한 해독기능 또한 효소의 개입이 없다면 발휘될 수 없지요.

고열에 노출되면 해독 효소는 그 기능이 떨어져 그 만큼 해열진통제를 해독하는 속도와 양도 줄어들게 됩니다. 해독효율이 떨어지면 해독이 덜 된 채 떠다니는 중간 대사체들이 쌓이게 되고 이들이 간장과 주요 장기에 손상을 입혀 기능부전을 일으키게 됩니다.

가장 널리 사용되고 있는 해열제 성분인 아세트아미노펜은 간에서 Phase I 과 Phase II 라는 두 단계의 해독 과정을 거쳐야 비로소 몸 밖으로 빠져 나갈 수 있습니다. 몸에 들어올 때는 한 알 꿀꺽 삼키기만 하면 됐던 간단한 일이 몸에서 나갈 때는 손톱자국을 남깁니다. 지용성(기름에 잘 녹는 성질) 물질인 경우 보통 두 단계의 해독과정을 거치게 되는데 두 번의 해독과정이 필요한 이유는 중요한 배설통로 중 하나인 콩팥을 이용하려면 노폐물이 수용성으로 바뀌어야 하기 때문입니다(지용성 물질은 신장에서 배설되지 않고 재 흡수됩니다).

Phase I은 애벌빨래에 해당하는 단계로 물에 쉽게 녹을 수 있도록 지용성 물질의 극성을 높이는 예비조치 단계이고 뒤 이은 Phase II는 Phase I을 통과한 중간 대사체의 수용성을 높여 신장에서 머뭇거리지 않고 배설 될 수 있도록 하는 본 빨래 과정입니다.

Phase I의 해독은 '씨토크롬P 450'이라는 효소계가 맡아 처리하는데 이 과정을 거치고 난 아세트아미노펜은 독성이 매우 강한 나프퀴(NAPQI:N-acetyl P-benzoquinoneimine)라는 대사체로 변합니다.

나프퀴는 곧 이어서 Phase II로 넘어가 글루타치온이라는 단백질에 붙잡히게 되던지[이를 포합반응이라 한다. 글루타치온은 자신이 지니고 있는 SH(황화수소)기로 NAPQI를 붙들어 몸 밖으로 실어 나른다], 다른 몇 가지 아미노산에 붙잡혀 담즙이나 신장을 통해 배설됩니다.

글루타치온은 지질의 과산화를 막아주는 중요한 해독제로 나프퀴와 같은 물질에 의해 글루타치온이 고갈되면 세포막 등의 과산화현상이 촉진됩니다.

그런데 해독에 필요한 충분양의 아미노산이 동원되지 못하면 Phase II 톱니바퀴가 천천히 돌아가게 되는데 결국 Phase I에서 쏟아져 나온 NAPQI가 Phase II로 진입하지 못하고 차곡차곡 쌓여 병목현상이 일어나게 됩니다.

터널 내부공사로 3차선 도로가 1차선으로 좁아져 병목현상이 일어나면 평소에는 환풍기 한두 대로도 환기가 잘 되던 터널 안은 늘어선 자동차가 내뿜는

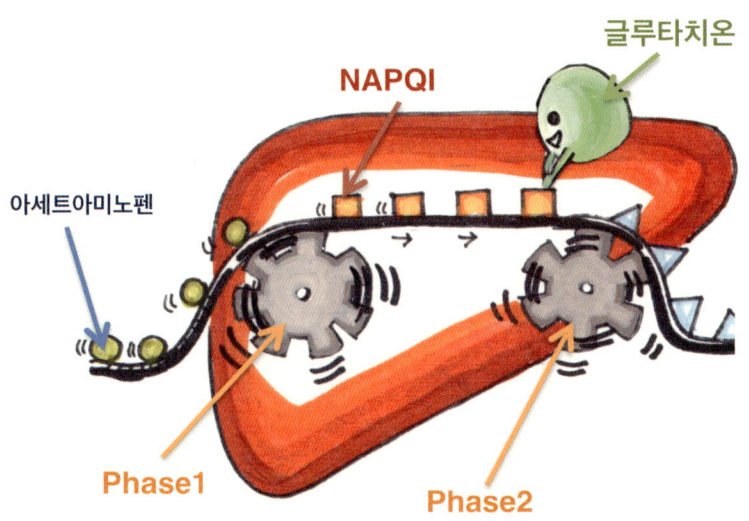
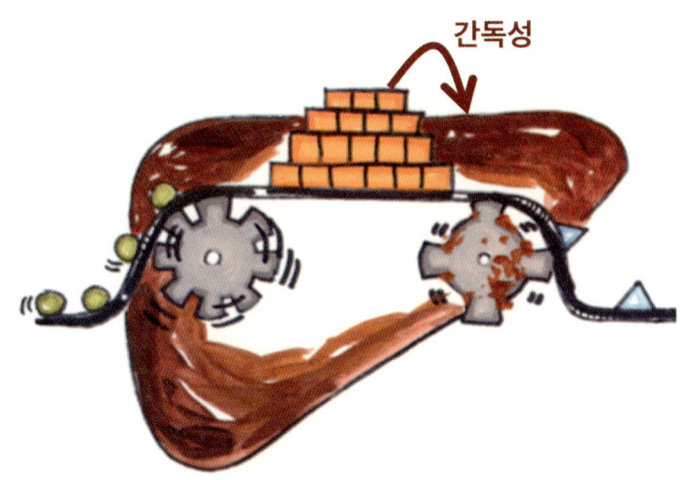

배기가스로 5분 후에는 숨도 못 쉴 만큼 오염되고 맙니다.

이처럼 Phase I에서 Phase II로 넘어가는 길이 좁아져 나프퀴 병목현상이 일어나게 됩니다.

나프퀴라는 물질은 SH기와의 반응성이 아주 높기 때문에 글루타치온의 SH기와 포합반응을 하지 못한 나머지는 간장세포의 SH기와 결합하려 듭니다(아세트아미노펜을 과량투여 했을 때, 이를 제독하기 위해 SH기를 지닌 N-acetylcysteine을 투여 한다). 이렇게 나프퀴와 결합하게 된 간세포는 괴사되고 맙니다.

이런 병목현상이 일어나고 있는데도 열이 떨어지지 않는다며 과량의 아세트아미노펜을 계속 먹이게 되면, 난동꾼 나프퀴 양이 급격히 불어나 간과 신장, 면역계, 골수, 심장, 췌장, 비장 등 인체조직은 삽시간에 아비규환이 되어 버립니다. 정상체온에서 양질의 단백질과 미네랄을 충분히 섭취하여 글루타치온이 원활히 생산되고 있는 때라면 아세트아미노펜의 심각한 독성은 나타나지 않습니다.

정상상태에서는 별 다른 부작용이 없던 해열진통제가 고열로 효소기능이 떨어진 상태에서 글루타치온이 고갈되는 비상상황이 되면, 평소 얌전하던 자동차가 급 발진사고를 내듯 치명적인 부작용을 일으키게 됩니다. 그래서 고열인 때는 단 5~7일간의 해열진통제 복용으로도 다장기부전증이 올 수 있는 것이지요.

해열진통제 이외에도 술을 많이 마시거나 운동을 과하게 하여 활성산소가 대량 발생되면 이들을 제거하기 위해 글루타치온이 빠르게 소모됩니다.

해열제의 부작용이 잘 나타나는 시점은 정상체온이 아닌 고열일 때 이므로 해열제는 고열일 때 복용에 주의해야 합니다. 모순처럼 보이지만 맞는 말입니다. 또한 직장인들이 숙취 때문에 두통이 있을 때 아세트아미노펜 성분의 진통제를 복용하는 경우가 많은데, 이는 고열일 때 복용하는 것 만큼이나 위험한 일입니다.

NAPQUI(나프퀴), 이름도 나빠 보이지요?

음주 후에는 진통제를 복용치 마세요. 가장의 건강이 가족의 안녕입니다.

감기의 천적, 보온

고열의 원인이 오한이므로 결자해지의 원칙에 따라 고열을 풀려면 오한을 해결해야 합니다. 과로하면 에너지 확보를 위해 오한이 들고 오한이 들면 땀구멍이 닫혀 체온이 오르고 체온이 오르면 열로 인해 각 장기나 조직에 염증이 발생, 다양한 감기 후유증을 겪게 됩니다. 반면 우리가 지혜롭게 대처해서 보온하면,

① 과로에 의한 오한을 막을 수 있고
② 오한에 의한 발열을 차단할 수 있고
③ 발열에 의한 각 장기에 발생하는 감기후유증을 예방할 수 있습니다.

'감기(오한)의 천적은 보온'이라고 기억해 두시기 바랍니다.

등반 중 조난을 당했을 때, 가장 두려운 것은 저체온중입니다. 이처럼 보온은 가장 중요한 생명유지 수단입니다.

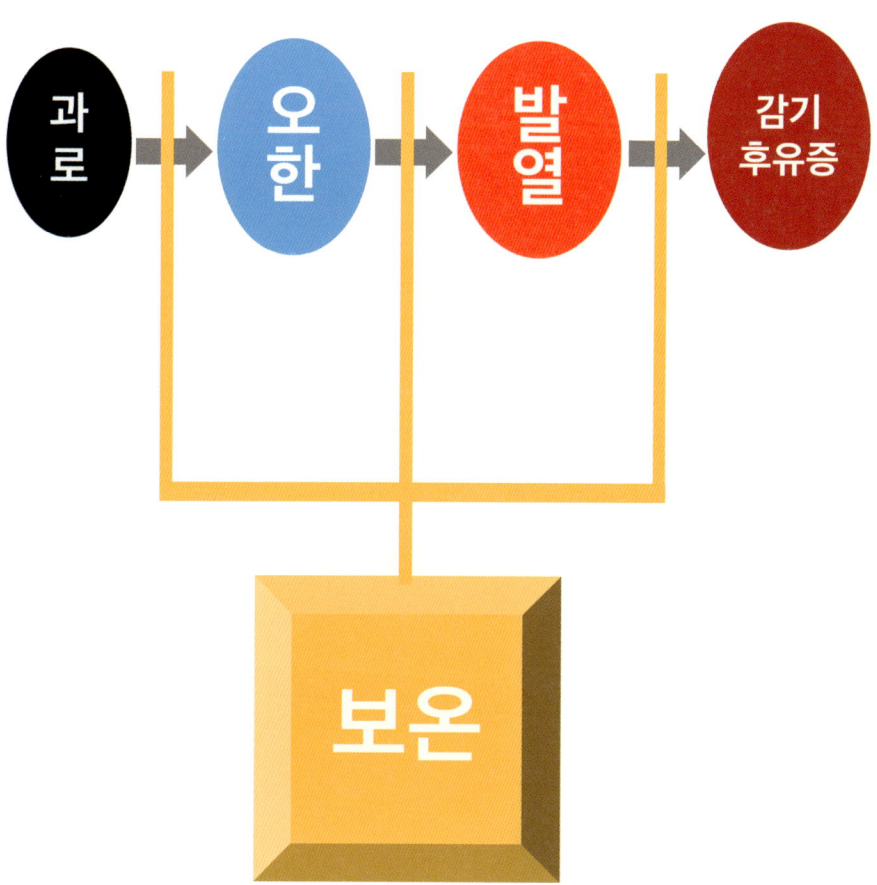

왜, 아이들은 감기에 걸리면 고열이 나는 걸까요? 그리고 열이 나면 왜 잘 안 잘 떨어지는 걸까요?

 엄마 마음이 가장 힘들 때는 아이가 고열이 날 때 일겁니다. 그래서 감기에 걸렸을 때 아이들이 고열이 나는 현상에 대해 자세히 설명드릴 필요가 있겠습니다. 아이가 고열이 날 때, 어머니들이 놀란 나머지 많은 양의 해열제를 먹이게 되는데 자칫 해독기능이 손상을 입어 간이나 신장, 골수 등의 장기에 후유증을 남길 수 있기 때문에 해열제를 연속으로 많이 먹이는 일은 매우 주의해야만 합니다. 어린이의 경우 열이 빠르게 오르는 이유와 해열이 잘 안 되는 이유를 설명드리겠습니다.

어린이가 열이 빠르게 오르는 이유
 아이들은 피하지방층이 발달해 있지 않기 때문에 찬 기온에 노출되면 어른보다 체온을 잃기 쉽습니다. 그래서 찬 바람을 쏘이면 체온유지를 위해 어른보다 빨리 땀구멍을 닫아버립니다.
 반면 어린이의 신진대사율은 어른보다 높아서 열생산 속도가 빠릅니다. 그

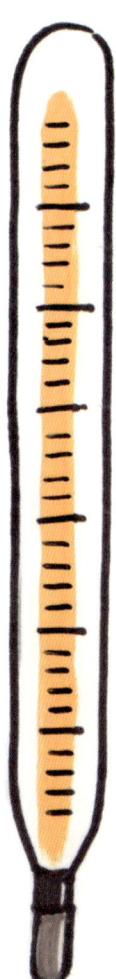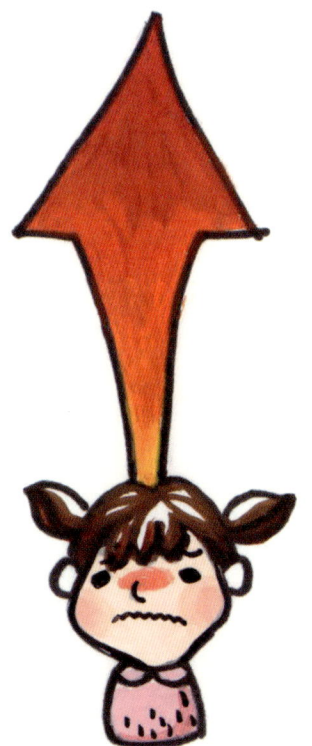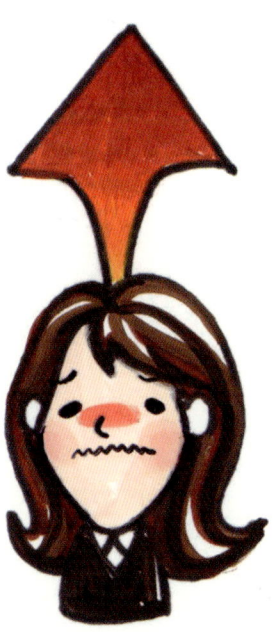

래서 시간당 체온상승율이 어른 보다 가파를 수 밖에 없습니다.

어린이가 해열이 잘 안 되는 이유

인체는 땀이 증발할 때의 기화열을 이용, 체온을 식힌다고 하였습니다. 그런데 어른에 비해 어린이는 땀샘이 발달해 있지 않기 때문에 열발산 능력이 어른보다 열등합니다. 그래서 어른에 비해 열은 쉽게 오르는 반면 열이 떨어지는 속도는 느리게 되는 것이지요.

왜, 아이들은 밤이 깊어지면 열이 펄펄 끓게 될까요?

아이가 감기에 걸려 야간에 고열이 나면 엄마는 마음을 졸이게 됩니다.

낮에는 괜찮다가 해질 무렵부터 열이 나기 시작, 꼭 자정무렵~새벽 3시 사이 고열이 납니다.

왜 이런 안타까운 일이 벌어지는 걸까요?

열을 식히는 호르몬인 코티솔을 생산하는 부신피질이라는 공장이 해가 질 무렵(오후 4~5시 경)이 되면 조업을 중단하기 때문에 열을 제어하지 못하게 되어 열이 점점 오르다가 다음날 새벽 4시경 코티솔이 다시 생산되기 시작하면서 열이 떨어지게 됩니다.

저녁 8시경부터 고열이 나는 이유는 낮에 부신피질호르몬을 다량 소모하여 저녁에 고열을 끄기에 충분한 부신피질호르몬을 확보하지 못하기 때문입니다. 그래서 자정무렵이 되었을 때 〈땀구멍이 닫힌 후 쌓인 열과 부신피질 호르몬 재고 소진으로 인해〉 고열이 나게 됩니다.

아이들이 깊은 밤, 고열이 나는 이유는 2가지 입니다.

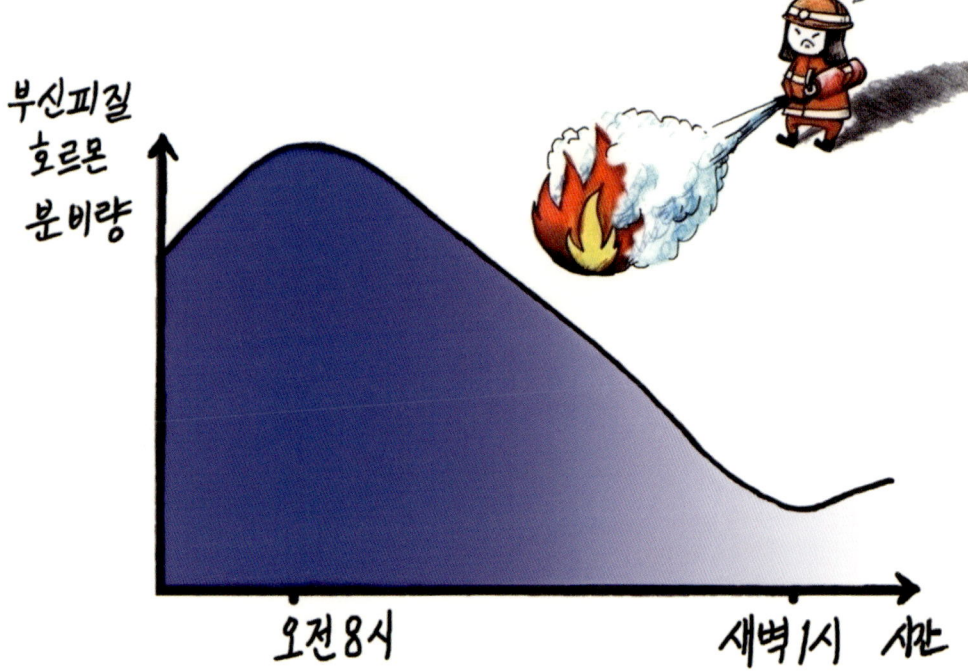

① 인체의 부신피질 호르몬 분비패턴 때문

② 아이는 성인에 비해 부신기능이 미성숙 상태여서 코티솔 분비가 원활치 않기 때문

이 2가지 이유로 어린이는 자정에서 새벽 3, 4시까지 고열이 나게 됩니다.

〈새벽 4시〉 이후가 되면 열이 더 이상 오르지 않고 떨어지게 된다는 걸 알면 열이 떨어지지 않으면 어떻게 하나, 노심초사 하지 않을 수 있겠죠.~

여름이 지나면 곧 선선한 가을이 오는 것을 알기에 여름을 견딜 수 있는 것처럼 먼동이 트면 열이 떨어지기 시작한다는 사실을 알고 의연히 대처하시기 바랍니다. 잘 파악해 놓으셔서 고열로 당황하여 과량의 해열제를 먹이거나 아이를 업고 응급실로 달음질치지 않기를 바랍니다.

공포의 고열시간대를 슬기롭게 넘기세요

자정 무렵에서 새벽 3~4시까지 이 3, 4시간이 '공포의 고열 시간대'입니다.

고열이 나는 때가 모두가 잠든 시간이기 때문에 어머니의 불안과 공포가 더 증폭되지요. 하지만 앞서 말씀 드렸듯이 감기로 인한 열은 오한 때문에 발생하기 때문에 미열이 나기 이전부터 보온을 철저히 하여 명치나 콧등에서 땀이 나고 있다면 자정이 지나도 걱정스러울 만큼 고열이 나지 않을 것입니다.

보온에 유의하지 않아 오한을 해결하지 못한 상태에서 해열제에만 의존하기 때문에 밤새 고열이 나는 것이지요.

다시 강조하지만 오한과 발열을 푸는 열쇠는 철저한 보온입니다.

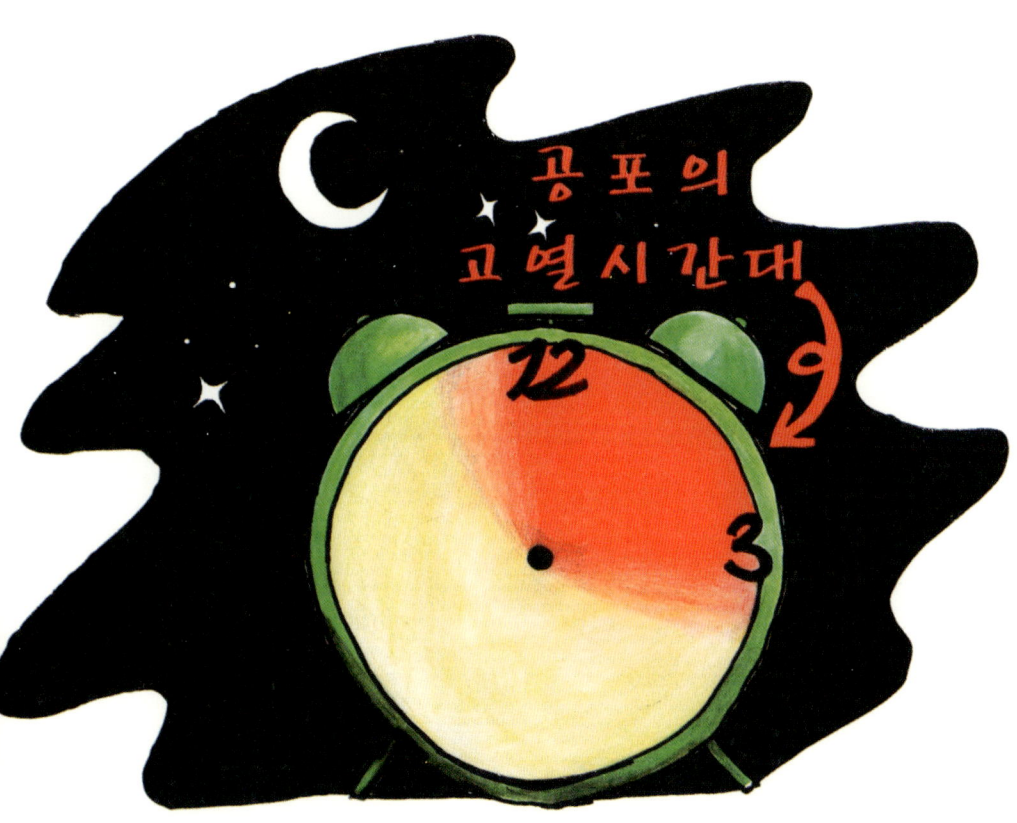

어린이가 고열이 날 때, 어떻게 하면 신속히 열을 내릴 수 있을까요?

고열이 나는 이유는 땀구멍이 열릴만큼 보온이 충분치 않았기 때문입니다.

열이 내리지 않으면 어떡하나 두려워 마시고 아이의 명치와 겨드랑이, 콧등에서 땀이 만져질 정도로 충분히 보온조치를 취하면서 라파7을 먹여보세요.

다음과 같이 1일 3~4회 연령별 복용량을 먹입니다.

200일 이상~2세 미만 1/4포, 2세~ 4세 미만은 1/3포, 4세~ 7세 미만은 1/2포, 7세~ 15세 미만은 2/3포(성인체중인 경우 1포)를 먹입니다.

새벽 4시 무렵부터 열이 점차 떨어지기 시작하여 오전 8시가 되면 정상체온에 가까워져 있을 것입니다.

섭씨 39도가 넘을 때를 대비, 약국에서 이마에 붙이는 냉각시트를 구입해 놓았다가 이마에만 붙이도록 합니다. 냉각시트가 없으면 무를 강판에 갈아 수건에 싸서 이마에 얹어줍니다. 피부가 아려오기 시작하면 말로 표현을 못하는 아이는 손으로 자꾸 수건을 떨어뜨리려 할 것입니다. 이때 찬 수건으로 교체해 줍니다. 무가 없으면 처음부터 찬 수건을 사용하면 됩니다.

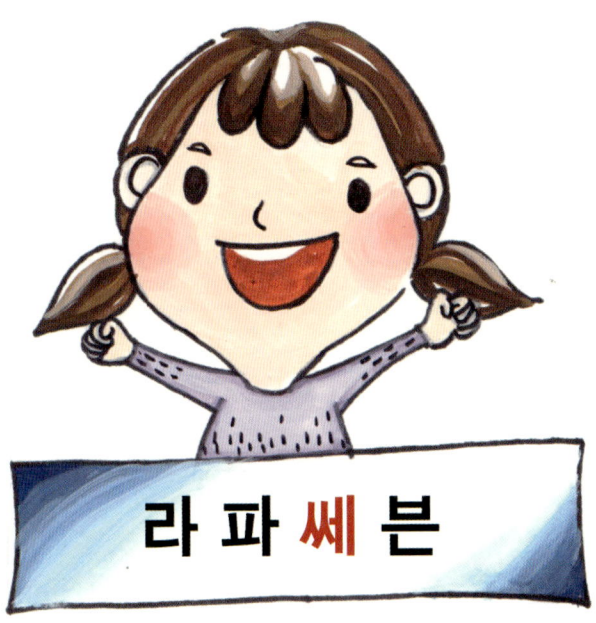

라 파 쎄 븐

⟷ 1/4 : **200일 이상~2세 미만**

⟷ 1/3 : **2세 이상~4세 미만**

⟶ 1/2 : **4세 이상~7세 미만**

⟷ 2/3 : **7세 이상~15세 미만**

하지만 보온을 충실히 한다면 체온이 섭씨 39도를 넘는 일은 발생하지 않을 것이며 설사 보온을 잘못하여 39도가 넘는다 하더라도 우려하는 뇌손상은 쉽게 발생하지 않습니다.

열이 올라 겨드랑이 온도가 38도쯤이 되면 심장이나 간, 비장, 신장 등 공기와 직접 맞닿지 않는 장기의 온도(core temperature)는 40도를 넘어서는데 이 온도에서는 파이렉시아라는 유전자의 스위치가 켜져 고온으로부터 뇌와 신경세포를 보호해 줍니다.

오한이 지속되어 1도가 더 올라 체온계가 39도를 가리키게 되면 중심 장기 온도는 41~42도 쯤이 되겠죠. 이 상태에서도 오한을 푸는 노력을 지속하시기 바랍니다. 그래야 시간이 지나면서 문제가 해결됩니다.

이 방법으로 중2인 저의 딸은 지금까지 단 한 차례도 해열제, 항생제를 먹지 않고 아무탈없이 잘 자랐습니다. 주의할 것은 체온 이하의 음료나 음식물이 몸 안에 유입되도록 해서는 안 되며 방안 온도는 정상인은 덥다고 할 정도로 높여 놓아야 합니다. 외풍이 있는 곳이라면 오리털 침낭 속에 들어가 있는 것이 안전합니다.

열이 떨어지지 않으면 어떡하나 하는 불안 때문에 과량의 해열제를 먹이면 간의 해독기능이 떨어지면서 중요장기에 염증이 발생할 수 있으므로 용법이상의 많은 해열제를 먹이는 것은 삼가야 합니다. 또한 아이에게 고열이 난다 하여 찬물과 알코올로 몸을 식히는 경우를 보게 되는데 오한 때문에 나는 열을 몸을 냉각시켜 식히려는 시도는 합당치 않은 비과학적 조치입니다.

보온을 해서 땀이 나게 하여 기화열을 발생시켜 체온을 식혀야만 합니다.

오한으로 발열할 때 찬물이나 알코올로 몸을 식히면 더욱 열이 솟아오르게 됨을 명심하시기 바랍니다. 잘못된 해열조치가 감기를 만병의 근원으로 만들어 버리고 맙니다. 해열법의 오류 때문에 어린이의 건강이 크게 위협받고 있습니다. 반드시 기억해야 할 것은 해열은 '보온에 의한 발한에 의한 해열'이어야만 한다는 사실입니다.

보온발한해열이 답입니다!!

보온을 잘 했는데 아침 8시가 되어도 열이 떨어지지 않을 때

모든 것에 예외가 있듯이 해열에도 예외 상황이 있습니다.

아이가 음식을 먹은 직후 혹은 과식을 한 후 감기에 걸렸다면 보온조치를 정확히 했음에도 드물게 다음 날 오전 8시가 넘어서까지 고열이 유지되는 경우가 있습니다. 결론부터 말씀 드리자면 대변을 보지 못했을 때는 열이 잘 떨어지지 않을 수 있습니다. 배변과 열이 떨어지지 않는 것과 무슨 관계가 있는 것일까요?

변을 배출하려면 장이 연동운동을 해야 하는데 이때 에너지가 필요합니다. 장연동 운동에 소모한 만큼의 에너지를 확보하기 위해서 아이는 땀구멍을 닫아 에너지방출을 차단하려고 합니다.

이렇게 에너지방출을 차단하기 위해 인체가 취할 수 있는 유일한 수단인 오한이 발생하면 체온이 올라 열이 떨어지지 않게 되지요. 따라서 아침에 배변을 하지 못한 경우엔 따뜻한 생강차를 마시고 아랫배에 적외선 램프를 쪼이거나 하복부를 시계방향으로 가볍게 마사지 해주면 변을 보게 되고 배변하고 잠시

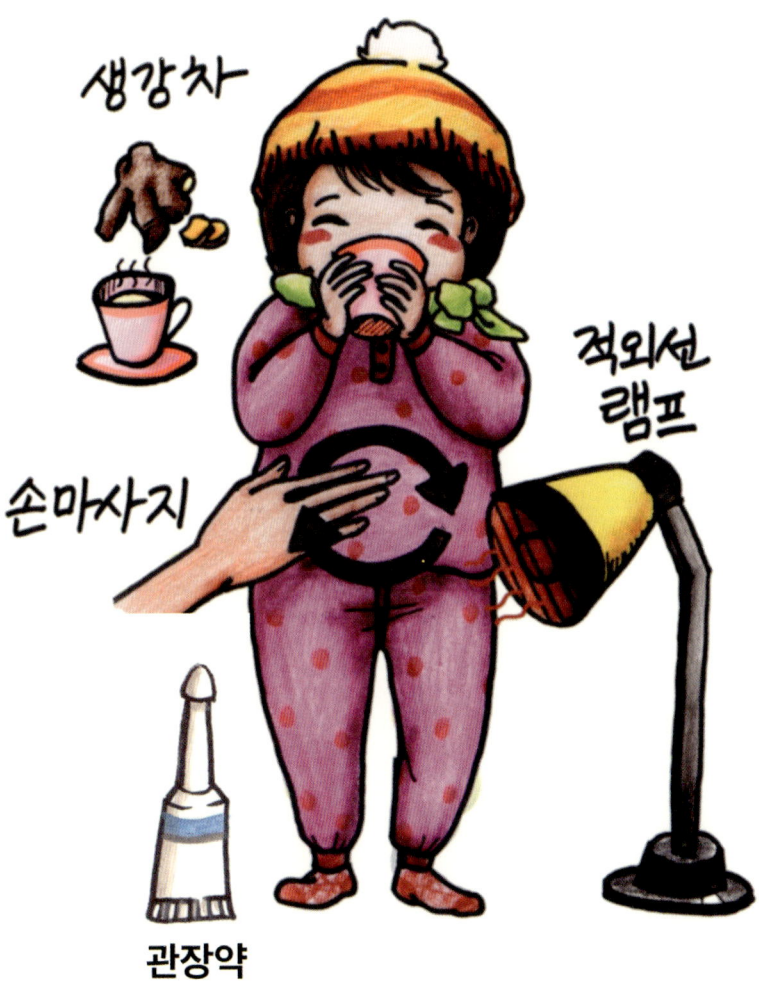

후면 열이 뚝 떨어지게 됩니다. 그래도 변을 보지 못할 때는 약국에서 생약성분의 액체 소화제를 구입하셔서 아기 나이에 맞춰 먹이시거나 관장약을 항문에 넣어 주어 변을 볼 수 있도록 하시기 바랍니다.

되도록 외출은 삼가는 것이 좋지만 부득이 바깥 출입을 해야 한다면, 더욱더 보온에 신경을 써야만 합니다. 찬 바람에 노출되지 않도록 꽁꽁 싸매줘야 합니다.

어린 아이에게 온찜질팩은 무리이기 때문에 등을 보온할 수 있도록 두툼한 조끼를 입히도록 하세요. 등판이 앞판보다 더 두꺼운 조끼를 장만해 놓았다가 입히면 더 좋습니다.

신속한 오한 해결법 정리

신속히 오한을 해결하는 방법을 정리해 보도록 하겠습니다.

오한이 느껴질 때, 즉각적인 초동대응이 중요합니다.

라파7을 따뜻한 물로 복용합니다. 따뜻한 물이 없는 상황이라면 침으로 녹여 먹습니다.

감기기운(오한)이 사라질 때까지 3시간 간격으로 1포씩 복용합니다.

증상이 심한 경우, 처음에 2포를 먹고 오한이 사라질 때까지 3시간 간격으로 1포씩 복용합니다.

라파7은 오한증상이 완전히 사라질 때까지 복용하고 보통 노란 가래와 노란 콧물이 보이면 복용을 중단합니다. 그리고 속옷에 붙이는 온찜질팩도 함께 구입해서 양쪽 어깨뼈 사이와 명치아래 부위에 붙여놓으면 집에 도착할 때까지 효과적으로 오한증상을 막을 수 있습니다. 오한증상이 강하면 꼬리뼈 위에 1장을 더 붙이도록 합니다.

어깨뼈 사이에 찜질팩을 부치면 한의학에서 '바람이 들어오는 문'이라는 뜻

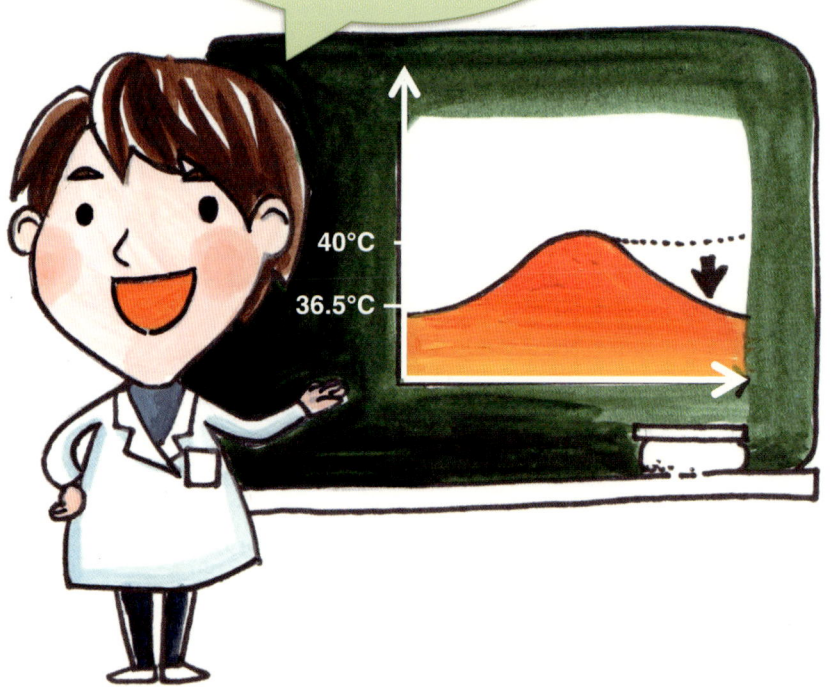

인 '풍문'이라는 혈자리를 덮게 되는데 찜질팩을 부치자 마자, 왜 이름을 풍문이라 지었는지 알게 될 것입니다.

집이나 찜질방에 도착해서는 명치나 겨드랑이에서 땀이 날 정도로 전신 보온조치를 취해서 오한을 차단합니다. 보일러와 히터의 온도를 높이고 집에서도 스카프를 두르고 양말을 신고 찜질팩을 붙이고 얇은 옷을 겹으로 입고 이불을 쓰고 있으면 땀구멍이 열리면서 땀이 나게 됩니다.

오리털 침낭 속에 들어가 있으면 이런 여러 조치를 동시에 하는 것과 같은 효과를 볼 수 있습니다.

땀이 나서 끈끈해 지면 이불, 침낭 안에서 땀을 따뜻한 물수건이나 생강 다린 따뜻한 물에 적신 수건으로 닦아내도록 합니다. 샤워를 하거나 이불, 침낭 밖으로 나와 땀을 닦으면 다시 오한이 들어 멈췄던 감기몸살이 다시 진행될 수 있으므로 주의합니다.

이런 보온조치를 통해 열에너지를 보충해 주면 인체는 체온유지를 위해 더 이상 에너지를 가둬두지 않아도 되기 때문에 그 동안 에너지를 아끼려고 닫아두었던 땀구멍을 개방, 땀을 배출하게 되고 이와 함께 모세혈관이 확장되면서 체온이 발산되어 정상체온으로 돌아가게 됩니다.

오한 중 피해야 할 음식 3가지

감기에 걸리면 잘 먹어야 한다는 말은 심정적으로는 그럴 것 같으나 사실은 반대입니다.

다른 질환에서도 그렇지만 특히 감기에 걸렸을 때 식사를 잘(많이) 하면 오한이 장기화 되어 회복속도가 늦어집니다.

잘(많이) 먹어야 낫는다는 것은 최소한 오한이 사라진 다음의 얘기 입니다.

오한이 있는 동안은 세심하게 살펴서 먹어야 합니다. 먹은 음식이 에너지로 되기 전에 먹은 음식을 소화하는데 먼저 에너지를 사용하기 때문에 오한 해결에 오히려 음식이 방해가 됩니다.

감기몸살 중에는 어떻게 음식을 먹어야 하는지 알아보도록 하겠습니다.

고형 음식은 소화하는데 많은 에너지가 필요하기 때문에 체온유지에 사용할 에너지의 상당량을 끌어다 쓰게 됩니다. 그 만큼 체온유지용 에너지가 줄어들어 이를 확보하기 위해 땀구멍을 닫게 됩니다. 그 결과 오한이 더 심해지게 되겠죠.

오한이 있을때

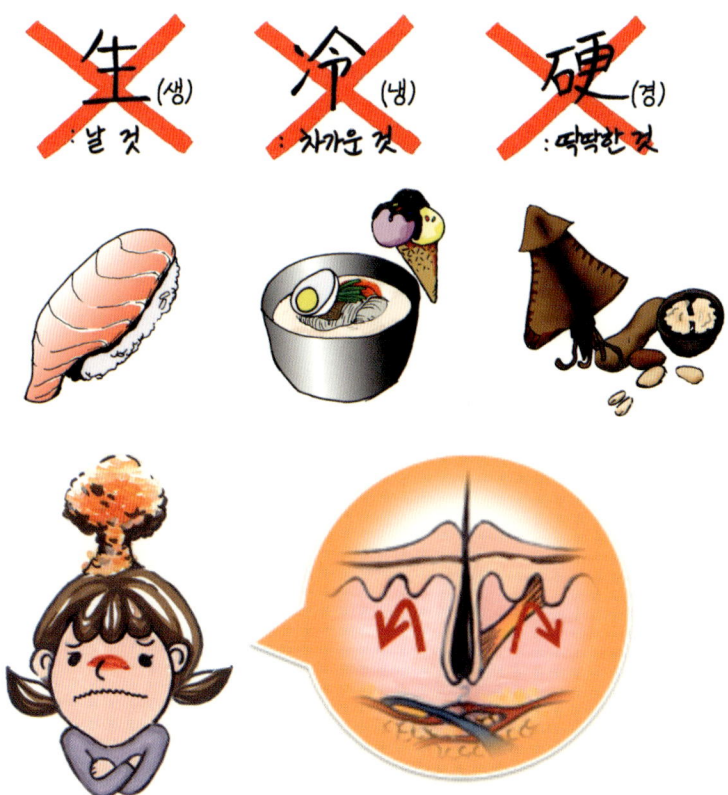

이렇게 음식섭취가 자칫 오한을 장기화하는 역효과를 나타내게 됩니다.

오한이 있을 때는 TV보기, 인터넷 게임하기, 책 읽기, 전화통화 조차도 삼가는 것이 좋습니다. 이들은 작지만 체온 유지용 에너지를 갉아먹는 생쥐들입니다. 체온유지용 에너지를 소모한 만큼 오한기간이 길어지게 됩니다.

오한이 느껴지는 동안에는 생선회, 냉면, 오징어나 견과류 같은 생냉경물(生冷硬物) 즉, 생 것, 찬 것, 딱딱한 음식을 절대로 피해야 합니다.

숭늉이나 미음 또는 우유를 데워 마시거나 동치미 국물을 따뜻이 하여 마시도록 합니다. 동치미 국물이나 조개국, 매생이국은 고열에 시달리고 난 후 몸을 추스르는 데 좋습니다. 해열제를 과량 복용했을 경우에도 해독작용에 도움을 주므로 해열제로 인한 후유증 예방에도 유용합니다.

오한이 있을 땐 어떻게 먹어야 하나요?

　소화하는데 에너지를 너무 많이 쓰게 되면 체온유지용 에너지가 줄어들어 오한해결이 어려워 집니다. 따라서 오한 중에는 그림에 나와 있는 것처럼 따뜻하게, 묽게 섭취해야만 합니다.

　어린 아이는 동치미 국물은 먹기 어렵겠죠.

　사과, 망고, 바나나를 갈아서 따뜻하게 데워주면 맛이 좋아 잘 먹습니다.

　잘 먹어야 빨리 낫는다는 말은 잊어버리세요.

　아무 도움이 안될 뿐더러 오히려 열이 떨어지는 것을 방해합니다.

　아이는 오한이 있는 줄 어떻게 아느냐면 오한은 열을 동반하기 때문에 열이 있으면 '오한이 있구나'로 이해해도 문제 없습니다.

'오한=열' 이렇게요.

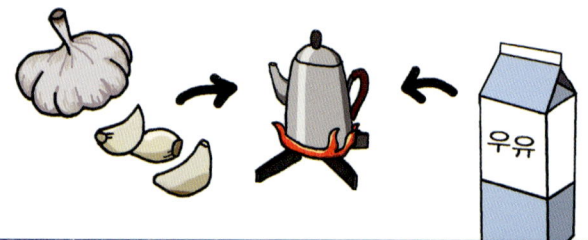

우유에 마늘 3쪽 정도를 넣어서 살짝 데워서 드세요.

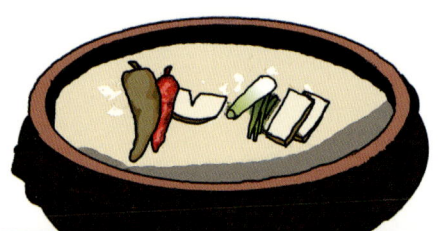

동치미 국물을 따뜻하게 데워 드시는 것도 좋아요.

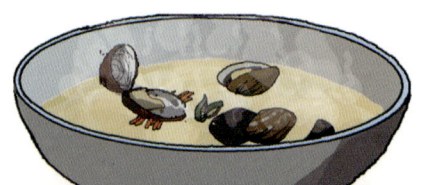

또는 조개나 바지락을 끓인 국물도 좋습니다.

오한 이후 구간별 음식 섭취법

오한으로부터 역습을 당하지 않기 위해서는 시장기가 들더라도 아래 그림과 같이 오한이 있는 동안, 오한이 가신 당일, 오한이 가신 당일 이후, 이렇게 3단계로 구분하여 음식을 먹는 것이 좋습니다.

평소 체력이 강하고 감기몸살 증상이 심하지 않다면 2단계로 진행하여도 무방합니다. 하지만 평소 체력이 좋지 않은 사람은 구간별 음식구분을 더 철저히 할 필요가 있습니다.

오한이 있을 때는 음료형태를, 오한이 가신 당일은 미음과 묽은 죽 같은 유동식을, 오한이 종료된 당일 이후로는 된 죽, 밥 등의 고형 음식을 섭취하면 됩니다.

감기몸살을 심하게 앓은 경우엔 오한이 풀린 다음날이라도 하룻동안은 유동식으로 식사하는 것이 좋으며 유동식 후 정상식사를 하되 식사량은 평소의 1/2~1/3부터 시작하여 점차로 늘리는 것이 오한 재발방지를 위해 안전합니다.

식후에 미식거리거나 어지럽거나 오한이 느껴졌다면 평소보다 적은 양을

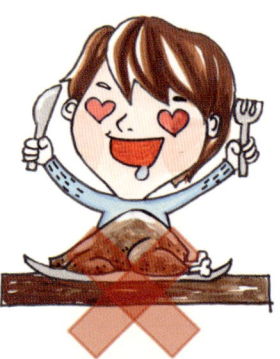

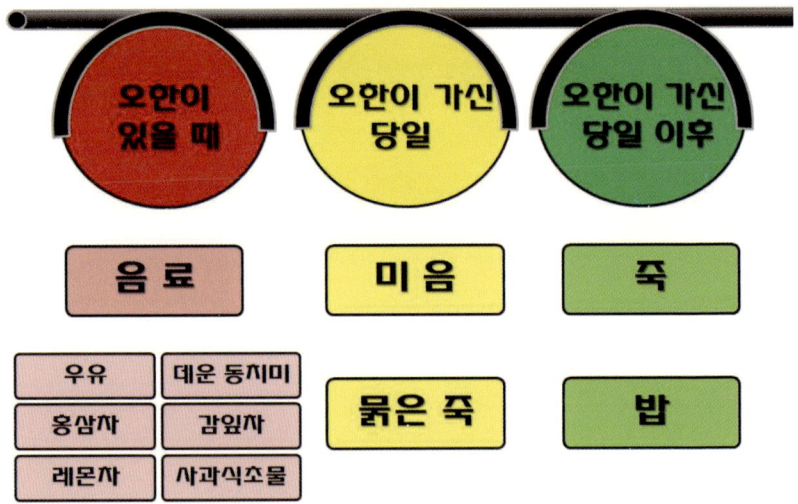

먹었다 하더라도 이는 과식을 한 것입니다. 바로 소화제를 복용토록 합니다. 소화제는 미음과 죽을 먹을 때도 복용하면 좋습니다. 생강차도 소화에 도움을 줍니다.

감기몸살 30분 요격법 핵심정리

라파7 약품사용 설명서에 나와있는, '감기몸살 30분 요격법'의 핵심을 정리한 그림입니다.

이 그림의 내용을 이해하고 실천할 수 있다면 누구나 감기몸살을 집에서 신속하고 안전하게 스스로 치유할 수 있게 됩니다.

복사하여 냉장고에 붙여 놓았다가 실전에 적용해 보시기 바랍니다. 이 한 장이 '감기 홈케어' 가이드 역할을 해드릴 것입니다.

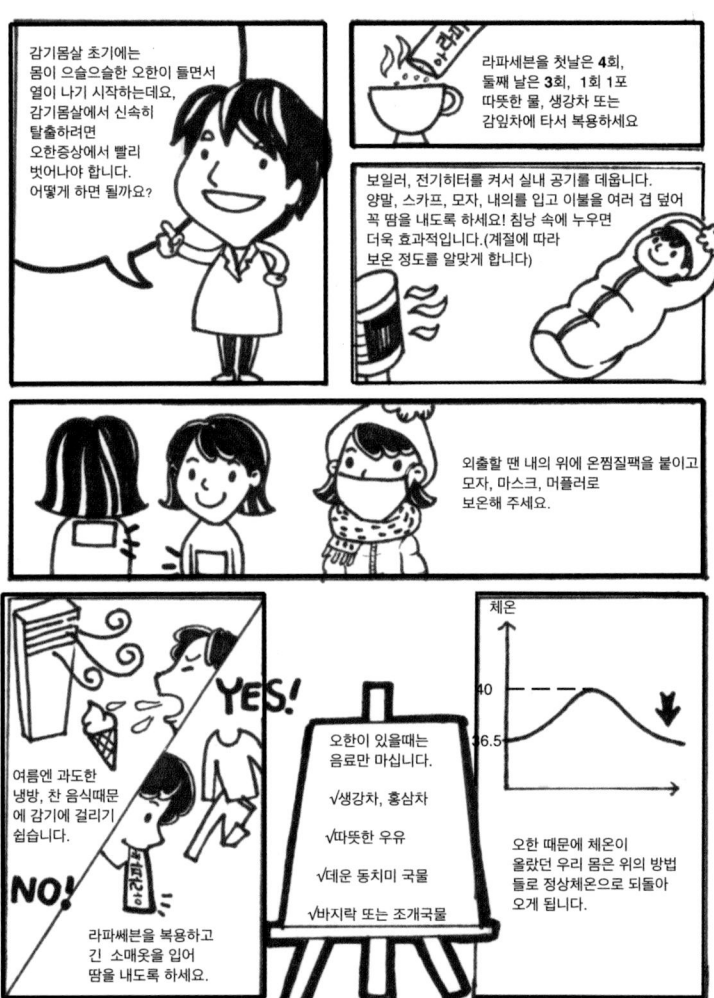

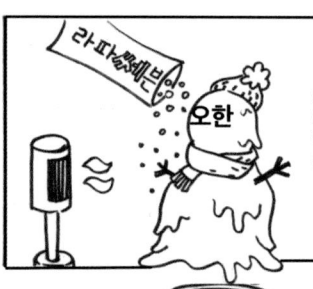

보온과 라파쎄븐으로 오한은 눈 녹듯 사라집니다. 감기몸살을 초기에 잡으려면 오한을 없애는 것이 가장 중요함을 꼭 기억하세요!

아이의 경우

아이들은 모두 잠든 한 밤중에 고열이 나서 엄마를 크게 걱정시키는데요. 이럴땐 어떻게 해야하나요?

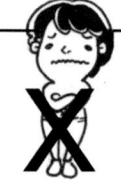 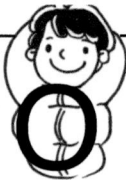

열을 낮추려고 옷을 벗기고 찬물, 알코올로 닦는 것은 금물!
모자, 스카프, 양말, 내의를 입혀 땀이 나도록 해주세요. 오한을 없애 열이 오르는 것을 막을 수 있어요. 침낭 안에 눕히면 더 효과적입니다.

√ **39°C** 이상일때

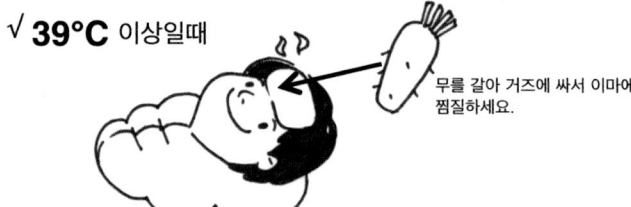

무를 갈아 거즈에 싸서 이마에 찜질하세요.

감기치유를 그르치게 하는 작은 돌부리

늘 우리가 넘어지는 것은 바위가 아닌 작은 돌부리 때문이지요.

감기에 걸렸을 때는 근육을 쓰는 활동은 물론 스마트폰 사용, TV시청, 인터넷 사용, 책 읽기, 운전 등… 정지자세 활동도 상당한 에너지를 소모하므로 편한 자세로 누워 있는 것이 좋습니다. 보온조치를 취해서 땀이 난 다음 잠시라도 바람을 쏘이면 재차 오한이 들기 때문에 베란다 문을 연다든지 현관문을 여는 사소한 일도 삼가야 합니다.

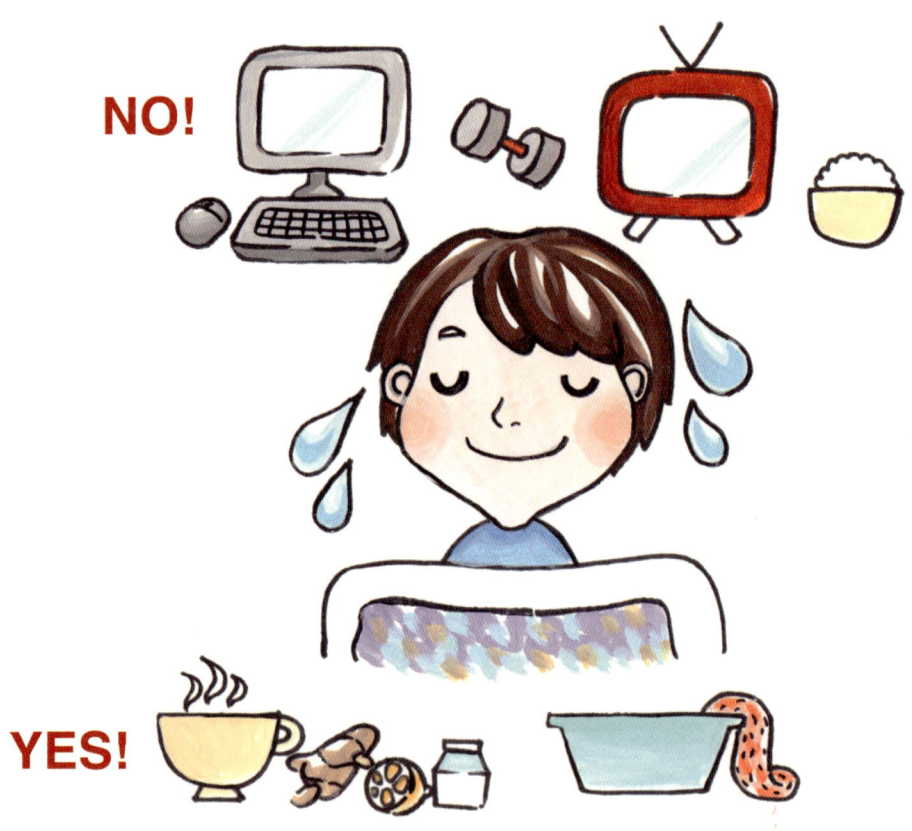

선리치 약사의 아픈 기억

매해 겨울, 수험생들이 시험을 치릅니다. 긴장하고 과로하여 시험을 하루, 이틀 앞두고 감기몸살에 걸려 1년의 수고가 헛되이 날아가 버리는 일이 흔히 발생합니다.

선리치 약사에게도 아픈 기억이 있습니다.

고 3 추운 겨울 예비소집일, 바람 부는 운동장에서 1시간여를 덜덜 떨다가 집에 돌아와 저녁 7시가 될 무렵부터 오한발열이 시작, 밤새 끙끙 앓다가 다음 날 아침 택시문을 열 수 없을 정도로 고열이 나는 바람에 시험시간 내내 문제풀이를 못할 만큼 감기몸살을 호되게 앓은 적이 있습니다.

수험생들이나 중요한 일을 목전에 둔 연예인, 직장인들은 무리하고 있다고 생각되면 평소에 아래와 같이 보온에 신경 써서 오한 발생을 막으면 대사를 그르치는 일을 피할 수 있습니다.

그림에서 처럼 충분히 보온할 수 있는 복장을 갖추고 라파7 같은 생약을 휴대하여 수시로 복용하면 오랜 수고가 수포로 돌아가는 일을 막을 수 있습니다.

집에서 보온을 통해 오한을 해결하면 감기몸살은 자연 낫게 됩니다. 문제는 다음 날 아침이 되어 학교를 가야할 때 입니다. 주의할 것은 취침 후 밤새 흘린 땀 때문에 꿉꿉해진 느낌을 없애려고 샤워를 하게되면 이때 다시 오한이 들게 된다는 점입니다.

대부분 방안과 욕실(샤워룸)과의 온도차가 크기 때문이죠.

난감한 일이지만 머리가 까치집을 짓고 몸이 꿉꿉해도 땀은 (생강을 우려낸) 뜨거운 물에 적신 수건으로 닦아내고 머리는 감지 말고 내의만 갈아입고 등교하도록 합니다.

그림과 같이 보온조치를 철저히 한 상태에서 집을 나서기 바랍니다.

심한 감기몸살을 앓게 된 경우엔 밤사이 체력을 원상으로 회복해 놓기 어렵기 때문에 다음날 차가운 바깥공기를 쏘이게 되면 다시 오한이 들게 될 확률이 높습니다. 가장 중요한 점은 오한을 막아내는 일입니다. 이렇게 해 보세요.~

첫째, 찜질팩을 어깨뼈 사이와 명치 아래에 각각 한 장씩 붙입니다.

두 번째, 보온성이 좋은 내의를 꼭 입습니다.

셋째, 스카프를 두르고 장갑, 마스크, 모자를 착용합니다.

옷은 보온성능이 좋은 얇은 스웨터 위에 얇은 조끼를 입고 오리털 파커를 입습니다. 조끼는 보온을 유지하면서도 손놀림을 자유롭게 할 수 있고 덥게 느껴

옷차림

1. 보온성이 좋은 내의

2. 찜질팩

3. 목도리, 모자, 마스크를 착용합니다

4. 스웨터/ 얇은 조끼/ 보온 성능이 좋은 파커

준비물

1. 라파쎄븐

2. 보온병 3개
- 보온병 1(오한방지용) - 생강차 혹은 홍삼차

- 보온병 2 - 묽은 수프나 미음

- 보온병 3 - 소고기 무 국물

질 때 쉽게 벗을 수 있어 좋습니다.

시험장에 갈 때의 준비물은 다음과 같습니다.

√ 라파7
√ 보온병 3개:
①보온병 1(오한방지용) - 생강차 혹은 홍삼차
②보온병 2 - 수프나 미음
③보온병 3 - 소고기 무 국물

오한 방지를 위해 생강차 또는 홍삼차를 탄 보온병 하나와 식사를 위해 수프 또는 미음을 넣은 보온병, 소고기 무 국물을 담은 보온병을 준비합니다. 오싹한 기운이 들면 라파7을 2-3교시 간격으로 생강차 또는 홍삼차와 함께 복용합니다. 생강차 또는 홍삼차는 매 교시 끝날 때마다 마십니다.

온 정신을 집중하여 시험을 치르기 때문에 발생하기 쉬운 체력 급강하 현상을 막을 수 있습니다.

오전 시험이 끝나고 점심식사 시간이 되었을 때, 오한이 있으면 생강차 또는 홍삼차만 마시고 오한이 없을 때는 묽은 스프나 미음에 소고기 무 국물을 먹습니다. 무 국은 소화를 잘 시켜 줍니다. 죽은 생각보다 소화시키기 어려우므로 오한이 있을 때는 마땅치 않습니다.

시험장이 건조하면 숨쉴 때마다 코 점막이 쐬~ 한 불쾌감을 느끼게 되므로 자꾸 신경이 쓰여 문제풀이에 집중하기 어려울 수 있습니다.

코가 막혀있을 때는 무즙을 시럽병에 넣어 휴대하였다가 탈지면에 적셔 코 안에 넣거나 비점막 충혈제거용 분무제를 약국에서 구입하여 사용하고 단순히 건조감만 있을 때는 생리식염수를 작은 스프레이 용기에 담아서 매 교시마다 코 안에 뿌려주도록 합니다.

시험일이 찬바람이 부는 날이면 바지와 신발 사이, 장갑과 손목 사이를 부엌에서 사용하는 비닐 랩으로 겹겹이 감아 주세요. 바람이 스며드는 것을 막아 오한으로부터 몸을 지켜줍니다. 바람이 초속 1m 증가할 때 마다 체감온도는 0.6도씩 떨어집니다.

이 방법은 야외에서 훈련중인 군인이나 야외촬영 중인 연예인, 야외무대에 서야 하는 가수에게도 매우 효과적인 보온방법입니다.

고열 날 때, 머리 식히는 법

　보온을 잘 하지 못해 자정 이후 체온이 40도가 넘게 되었다면 아래 3곳은 식힐 수 있습니다. 하지만 보온을 잘 해서 오한을 해결했다면 40도가 넘는 일은 발생하지 않습니다.

　3곳을 동시에 식힐 필요는 없으며 3곳 중 한 곳만 택하여 적용합니다.

　① 이마: 이마 위에 찬 수건이나 무를 채 썰어 수건에 감싸서 얹어 줍니다.

　② 뒤통수: 약국에서 냉찜질 팩을 미리 구입하여 냉동고에 넣어 두었다가 수건으로 감싸, 뒤통수에 베개처럼 배도록 해줍니다.

　③ 목 뒷덜미: 머리로 올라가는 경동맥을 식혀주어 뇌 온도를 떨어뜨릴 수 있으나 자칫 어깨 부위까지 식게 되면 오한이 들 수 있으므로 목 뒷덜미를 식힐 때는 어깨가 차가워지지 않도록 주의해야만 합니다.

유소아 감기 대처법

초등학교 입학 전 어린이가 감기에 걸려 열이 나면 더 당황하게 되지요.

평소 아이스크림, 피자, 음료수 같은 인스턴트 음식을 즐겨 먹는 어린이의 경우 간의 해독기능이 떨어져 있기 쉬우므로 해열진통제 복용에 있어 좀 더 신중해야만 합니다.

유아의 경우 오한 증상을 호소할 수 없기 때문에 몸에서 열이 나고 나서야 감기에 걸린 것을 알아차릴 수 있게 됩니다. 유아는 소음이 큰 장소에 오래 머물거나 장시간 자동차 여행을 하는 것만으로도 감기에 걸리기 쉽습니다. 이것만으로도 스트레스를 받아 많은 에너지가 소모되기 때문입니다.

감기에 취약한 시간은 아기를 목욕시킨 후 욕조에서 꺼내 옷을 갈아 입히는 순간입니다. 이때 욕실 공기가 차가우면 오한이 들어 금방 열이 나기 쉽습니다. 따라서 장시간 여행 후에는 아기의 전신을 욕조에 담그지 말고 생강 우려낸 물을 적신 거즈를 꼭 짠 다음, 거즈를 옷 안으로 넣어 몸을 닦아내기 바랍니다.

옷을 갈아 입힐 때 방안 공기를 충분히 따뜻하게 할 수 없다면 오한이 들지 않도록 안전하게 이불 안에서 옷을 갈아 입혀야 합니다.

열이 날 때는 아기가 젖을 물지도 않겠지만 젖을 주지도 않아야 합니다.

열이 나는 동안은 체온 정도의 보리차를 주고 정상체온으로 돌아오면 모유나 분유를 줍니다. 열이 나는 동안은 아이에게 모유나 분유도 소화에 문제를 일으킬 수 있습니다.

아기가 열이 나면 다음 처럼 해주세요.

몸을 따뜻하게 해주세요.

① 명치나 콧등에 미약한 땀이 날 정도로만 방안 온도를 높입니다(맞춥니다). 이렇게 하면 땀구멍이 열리면서 몸 안에 갇혀 있던 열이 밖으로 배출되어 열이 떨어지게 됩니다. 또한 땀구멍을 통해 배출된 땀이 기화되면서 체열을 식혀 줍니다. 냉장고의 냉장원리도 냉매의 기화열을 이용한 것이지요. 땀구멍은 열을 빼내는 방열구이자 기화장치라고 기억하세요.

② 두꺼운 이불 한 채보다는 얇은 이불 몇 겹을 덮어주는 것이 더 효과적입니다.

③ 가습기를 틀거나 옷걸이에 수건을 걸어 양동이에 반 쯤 잠기도록 하여 물이 수건에 스며들면서 증발될 수 있도록 해주세요. 온도를 높이면 방안이 건조해져 점막 방어력이 떨어져 감염 위험성이 높아지거나 마른 기침이 나기 쉬워집니다. 가장 주의해야 할 점은 몸을 식혀서는 안 된다는 점입니다. 이 부분이

어머니들이 이해하기 어려운 부분일 것입니다.

'열이 나면 몸을 식혀야지!'

아직도 이렇게 오해하고 있는 의료전문가와 부모님이 계시리라 봅니다. 그러나 분명 생물교과서에 '땀의 기능: 체온조절'이라고 적혀있습니다. 재차 말씀드리지만 보온을 해야 땀구멍이 열려 땀이 나고 해열이 되는 것입니다.

땀구멍 개방-->발한(땀 방출)-->해열

이 공식을 꼭 기억하세요.
반대로 옷을 벗기거나 찬 물로 몸을 닦으면 체온을 지키기 위해 땀구멍이 닫혀 열이 오르게 됩니다. 땀구멍으로 배출되던 열이 몸 안에 쌓이기 때문이지요. 절대 옷을 벗겨 찬물이나 알코올로 닦아 아이를 괴롭히지 마세요~~

시합을 앞두고 감기몸살에 걸렸을 때

 시험을 앞둔 수험생처럼 시합을 앞 둔 운동선수도 긴장과 무리한 연습으로 감기몸살에 걸리기 쉽습니다.

 시합을 앞두고 오한이 느껴진다면 그 순간 모든 연습활동을 중단하고 바로 휴식과 함께 보온을 철저히 해야 합니다. 욕심을 내어 '조금만 더'의 심정으로 잠시라도 연습을 연장하게 되면 급격히 체력이 떨어져 강한 오한이 찾아오고 회복하는데 훨씬 많은 시간이 걸려 대사를 그르칠 수 있기 때문입니다.

 평소 체력에는 자신 있었던 나머지 오한을 대수롭지 않게 여겨서는 안됩니다. '감기몸살 30분 요격법'의 안내에 따르면 운동을 꾸준히 지속하여 기초체력을 쌓아 왔기 때문에 일반인보다 빨리 정상컨디션을 찾을 수 있습니다. 대부분의 유의사항과 지침은 수험생의 경우와 같습니다.

 경기로 체력소모가 많아지면 다시 오한이 들 경우가 많습니다.

 벤치에 앉아 요기를 하고 싶은데 오한이 있으면 음료만 마시고 오한이 없으면 수프나 미음을 먹고 소고기 무 국을 마셔도 됩니다. 코가 막혀 있으면 호흡에 방해가 될 수 있으므로 비점막 충혈제거용 분무제를 약국에서 구입하여 사용합니다.

흔히 시합하기 30분 전 에너지 생성속도를 높일 목적으로 초코렛이나 포도당을 섭취하는데 단순당이 에너지 전환속도는 빠르지만 그대신 혈액을 끈적거리게 해 혈액점도를 높여 혈류속도를 늦추기 때문에 마루운동 같은 경우는 문제 없겠지만 육상경기, 수영같이 근육을 격렬하게 사용하는 시합에 임할 때는 경기 도중 쥐가 날 우려가 있으므로 시합 직전 설탕, 포도당 같은 단순당 섭취는 삼가는 것이 좋습니다.

아기를 가졌는데 춥고 열이나요

활동에너지를 최소로 줄이고 보온에 집중하여 30분 내에 겨드랑이나 명치에서 땀이 만져질 정도로 보온조치를 충분히 합니다.

처방전 약품이 임신부나 어린이에게 안정성이 확보되어 있다하더라도 자연적인 방법으로 감기몸살에 대처할 수 있기를 권합니다. 특히 해열진통제의 경우 간의 해독기능에 부담을 줄 수 있기 때문에 평소 영양섭취가 불충분한 상태라면 자연요법으로 대처해야 합니다.

임신부의 경우 오한증상이 약할 때는 생강차를 자주 마시고 오한증상이 강할 때는 다음 페이지에서 소개하는 무호박탕을 장만, 하루 3-4회, 1회 1컵을 마시도록 합니다.

감기몸살을 앓고 있거나 앓고 난 후 임신부에게는 연포탕국물을 권합니다. 연포탕은 영양섭취와 간 해독기능 향상에 좋습니다. 오한이 있는 동안에는 국물만 마시고 오한이 사라지면 바지락은 썰어서 믹서로 갈아 먹으면 좋습니다.

목이 아플 때에는 연포탕에 마늘의 양을 늘려 먹으면 더 좋습니다.

연포탕을 장만해줄 일손이 없을 때는 유기농 분유나 이유식을 따뜻한 물에 타서 마시거나 우유를 데워 마십니다.

무호박탕을 마련해서 드셔 보세요.

재료

둥근 노란 호박 1통, 싱싱한 무(채 썰어서) 1개, 좋은 꿀 200cc, 익은 감 3개, 대파뿌리(수염도 함께) 3개, 대추 10개, 마늘 10쪽, 생강 500원 짜리 동전 크기로 10쪽

만드는 방법

① 칼로 호박 꼭지를 지름 10cm정도로 도려낸다.
② 호박 안에 꿀 200cc를 붓고 무채, 감, 대파뿌리, 대추, 마늘, 생강을 넣고 호박꼭지로 덮는다.
③ 찜통에 넣어 2시간 정도 찐다.
④ 호박 속에 고인 물은 그릇에 받아 놓고 건더기는 거즈수건에 넣어 꼭 짜서 받아 놓은 물에 섞는다.

마시는 방법

아이나 임신부가 안전하게 먹을 수 있다. 무호박탕을 1 컵씩 하루 3-4차례 마시면서 명치나 겨드랑이에서 땀이 날 정도로 보온하여 땀을 낸다.

성인 45kg기준 1회 1컵으로 하여 몸무게 비율대로 먹입니다(예: 5kg 아이, 5kg x 1컵/45kg=1/9컵). 안전한 처방이므로 좀 더 많이 마셔도 괜찮습니다.

훈련 중 감기에 걸렸습니다

감기몸살 증상이 있을 때는 즉시 보온과 휴식을 취하는 것이 가장 빨리 전투력을 회복할 수 있는 방법입니다.

외부에서 작전 중일 때는 온 찜질팩을 구하여 4장을 부치는데 등쪽으로 어깨뼈 사이에 1장, 꼬리뼈 바로 윗부분에 1장을 부치고 신체 앞면에는 명치아래 부분에 1장, 하복부에 1장을 붙입니다. 그리고 마스크를 쓰고 내의는 상하의 모두 입도록 하며 목도리로 목을 보온하고 장갑을 끼도록 합니다.

바람이 세게 부는 날은 군화나 소매 사이로 찬 바람이 들어와 체온을 떨어뜨리므로 군화를 신기 전 발목부위와 소매부분을 비닐 랩으로 꼼꼼히 감아 주고 마스크는 안면 전부를 감싸도록 만든 마스크를 쓰도록 합니다. 얇은 우비를 알맞게 재단하여 군복 안에 입으면 온실효과 덕으로 더 효과적인 보온을 할 수 있습니다.

외부에서 작전 중 오한이 있을 때는 절대로 고형음식을 먹지 않도록 하며 소고기국물, 라면국물 같은 국물만 먹도록 합니다. 보온병을 구할 수 있으면 끓인 생강차를 넣어 수시로 마시도록 합니다.

군대에서 지급하는 감기몸살약이 있지만 정제나 캡슐로 된 약은 물이 있어야 복용할 수 있기 때문에 따뜻한 물을 구할 수 없는 야전상황에서는 복용하기가 어렵습니다. 반면 라파7은 입에서 쉽게 녹는 산제이기 때문에 물 없이도, 행군 중에도 복용할 수 있습니다.

라파7은 작전 중 2-3시간 간격으로 1포씩, 오한이 사라질 때까지 복용합니다. 라파7과 생강캔디를 미리 준비해 놓았다가 라파7 복용 후 생강캔디를 입에 물고 있으면 지속적인 체온유지 효과를 거둘 수 있습니다.

훈련 중에 흘린 땀을 씻기 위해 샤워를 하면 물기를 닦는 동안 오한이 더 심해질 수 있으므로 얼굴, 손, 발만 뜨거운 물로 씻고 나머지 부위는 뜨거운 물에 적신 수건으로 닦아내는 것이 안전합니다.

겨울철 훈련 전 준비사항

① 라파7

② 생강캔디

③ 온찜질 팩

④ 얇은 우비, 비닐 랩

증상별 자연치유법

코가 막혔을 때

코가 막혀 답답할 때, 맵지 않은 싱싱한 무를 믹서기로 갈아 즙을 내어 탈지면에 묻혀 콧속에 넣고 있으면 코가 뚫립니다.

목 아플 때

전신 보온을 유지한 채 목을 원적외선 램프로 쪼이고 스카프 또는 수건을 두르거나 목티를 입어 목을 따뜻하게 해야 합니다. 목 부분을 따뜻이 하면 인후부로의 면역세포 이동이 쉬워지고 임파구 기능이 활성화 되어 바이러스의 인후 점막 공격을 약화시켜 인후통이 감소됩니다. 보온 효과를 높인다고 수건에 따뜻한 물을 적셔서는 안 됩니다. 목에 두르자마자 물이 식어 역효과가 나게 됩니다.

① 약국에서 쉽게 구할 수 있는 것: 프로폴리스/은교산 혹은 배농산급탕

○ 프로폴리스는 항균, 항바이러스 작용이 있습니다. 스프레이 타입이 사용에 편합니다. 캔디로 되어 있는 것도 효과적입니다.

○ 은교산은 10가지 생약[금은화, 연교, 박하, 길경(도라지), 감초, 담죽엽(조릿대풀), 형개, 두시, 우방자, 영양각(영양뿔)]으로 이루어져 있으며 인후통에 속효를 나타냅니다. ○목을 계속 사용하여 목이 쉬기 까지 했다면 향성파적환을 약국에서 구입, 함께 복용합니다.

② 프로폴리스 마늘 물 마시기

촘촘히 칼집을 낸 마늘을 액상 프로폴리스를 희석한 생수(프로폴리스 1ml에 생수 100ml)에 가득 채워 하룻밤을 재운 뒤 마늘은 빼고 우려낸 물만 휴대용기에 담아 수시로 목을 축입니다. 마늘 성분과 프로폴리스가 세균, 바이러스를 무력하게 만들어 예리한 목의 통증을 줄여줍니다.

아나운서, 성우, 가수, 연기자, 강사처럼 목을 많이 사용하는 분들도 중요한 순간을 잘 넘길 수 있습니다. 액상 프로폴리스가 없으면 마늘물 만이라도 만들어 마십니다.

기침이 날 때

○ 무배탕

단순한 처방이지만 어린이와 임신부의 기침에 안전하게 사용할 수 있으며 효과적입니다. 무와 배를 1:1 동량으로 채 썰어서 전기밥솥 용량에 맞게 넣어 쪄낸 후 그대로 녹즙기로 옮겨 즙을 짜내어 마십니다. 녹즙기가 없으면 쪄낸 것을 채에 넣고 머그잔이나 국자로 꾹꾹 눌러 즙을 냅니다. 기침이 잦아들 때까지 아이들도 용량제한 없이 마실 수 있을 만큼 수시로 따뜻하게 마십니다.

○ 생약요법
 기침의 종류가 다양하므로 생약요법은 한약 전문가의 상담을 받으면 좋지만 아래처럼 해도 무방합니다.
 ① 묽은 가래가 나오는 기침 : 소청룡탕을 복용하며 땀을 내도록 합니다.
 ② 끈적한 가래가 나오면서 기침 할 때 : 맥문동탕을 복용합니다. 일반적으로 맥문동탕 적용기간이 가장 깁니다.
 ③ 금속성의 컹컹 울리는 소리가 나며 누런 가래가 나오고 가슴이 아플 때 : 소함흉탕을 사용합니다. 세균감염에 의한 경우도 많으므로 프로폴리스를 병행하면 더 좋습니다.
 ④ 마른 기침할 때 : 폐기관지 점막이 건조해져 마른 기침이 나게 됩니다. 마른 기침은 화학약물요법으로 낫기 힘들고 장기화 되기 쉽습니다. 청폐탕이나 자음강화탕을 복용하고 습도조절에 신경 써야 합니다.
 '조한 증상을 해결해 준다'는 뜻의 해조원®으로 탁효를 볼 수 있습니다.

○ 영양요법

기침이 있는 동안 비타민D_3를 성인은 하루 10,000~15,000iu, 소아는 하루 5,000iu를 섭취합니다. 비타민D가 천연항생제인 카텔리시딘(cathelicidine)과 디펜신(defensin)을 생성하여 바이러스, 세균, 진균을 제거한다는 사실이 여러 논문을 통해 입증되었습니다. 비타민D_3는 대부분의 서구화된 나라에서 결핍이 심각한 영양소이므로 평상시에도 기침시 섭취량의 약 1/3 정도를 지속적으로 섭취하는 것이 좋습니다.

기침은 찬 공기를 마시거나 등을 차게 하면 심해지므로 외출할 때는 마스크를 쓰고 잘 때도 조끼를 입어 등을 따뜻하게 해야 합니다. 차가운 외부 공기가 폐에 유입되거나 등에 닿아 폐가 차가워져 폐기능이 떨어지면 인체는 폐기능을 보상하기 위해 자구적으로 기침을 격렬히 하게 됩니다.

여기까지 읽으신 독자 분들의 예상 질문 네 가지

이젠 감기에 관한 모든 걸 알게 되셨습니다. 그래도 마음에 남는 의문 몇 가지에 대해 알아보겠습니다.

1. 감기에 걸려 열이 날 때, 목욕은 하는 것이 좋은가요?

파커등을 입어 충분히 보온한 상태에서 족욕을 하는 것은 좋으나 전신샤워를 하거나 탕 속에 몸을 담그는 식의 목욕을 하게 되면 따뜻한 물에 있다가 물 밖으로 나올 때, 온도 차에 의해 오한이 들 수 있기 때문에 목욕은 삼가고 (생강 우린) 따뜻한 물에 수건을 적셔 물을 짜내고 옷 안으로 수건을 넣어 땀만 닦아주는 것이 안전합니다.

2. 말씀하신 방법이 좋은 건 알겠는데, (자정에) 39도 이상이 되면 어떻게 하나요? 해열제를 먹이지 않아도 되나요? 뇌에 이상이 생기지는 않을까요?

어른에 비해 아이는 땀샘이 발달하지 않아서 보온을 해 줘도 열이 떨어지는 속도가 느립니다. 그래도 보온을 잘 해줘서 명치나 겨드랑이, 콧등에 땀이 나게 되면 일정시간이 지나 열은 떨어지기 시작합니다. 하지만 금방 열이 곤두박질치지는 않으니 먼 동이 틀 때 까지 잠시 기다려 주셔야 합니다. 관성의 법칙이지요. 관성이 풀리면 자연 열은 내려가게 되어 있습니다.

혹 보온이 충분치 않아 열이 39도 이상으로 오르게 되면 이마나, 뒤통수, 목 뒷덜미 부분 중 한 부위만 냉찜질 해줍니다. 그래도 마음이 조마조마 하여 견딜 수 없다면 해열제를 용법용량대로 반드시 정량을 최소 5시간 간격을 띄워 먹이도록 합니다.

3. 우리 아이가 감기에 자주 걸립니다. 평소 면역기능을 높이는데 필요한 영양제는 무엇이 있나요?

면역세포의 70%이상이 장에 주둔하고 있습니다. 따라서 장 건강이 면역력을 높이는데 가장 중요한 요소입니다. 면역력을 높이기 위해 평소 프로바이오틱스와 함께 비타민D_3를 섭취하시기 바랍니다. 프로바이오틱스는 다균종, 고함량 생균과 사균을 동시에 섭취하면 더욱 효과적입니다. 이 밖에 요오드와 아연이 필요합니다.

4. 해열방법이 겨울철 위주로 설명되어있는데, 여름감기에 대해서는 어떻게 해야 하나요?

감기가 겨울철에 발생빈도가 높아 겨울철 위주로 도해되어있습니다만 겨울이나 여름이나 보온을 위해 동원되는 소재와 보온강도만 다를 뿐, 해열법은 언제나 '보온에 의한 발한에 의한 해열=보온발한해열=보온해열'입니다.

겨울처럼 마스크, 온찜질 팩, 오리털 침낭을 동원할 필요까지는 없겠으나 여름에도 과로 후 에어컨을 쏘여 으스스~ 오한이 드는 것이 감지되면 30분 이내에 명치나 콧등, 겨드랑이에서 땀이 날 수 있도록 즉시 적절한 보온조치를 해주셔야 합니다. 그렇지 않으면 여름감기로도 겨울감기 같은 후유증을 겪게 됩니다. '감기몸살 30분 요격법'으로 감기몸살을 정밀 요격하여 모든 가정이 감기몸살로 태클 당하는 일 없이 생기 넘치는 생활을 하시기 바랍니다.

여기까지 학습하신 내용을 이해하셨다면 이젠 실제 상황에서 안전하고도 신속하게 감기몸살에 대처할 수 있는 능력을 갖게 되신 겁니다.

이해하고 적용하여 성공한 치험례를 이웃과 공유하시기 바랍니다.

몰라도 되는 감기와 독감의 차이

감기 유발 바이러스로 등록된 것에는 리노 바이러스(Rhino virus), 코로나 바이러스(Corona virus), 아데노 바이러스(Adeno virus), 파라-인플루엔자 바이러스(para-influenza virus) 등 200여 가지가 있고 우리가 독감이라고 하는 인플루엔자는 인플루엔자 바이러스(influenza virus)가 일으킵니다.

연구자들은 이렇게 바이러스 분류에 의미점을 두기 때문에 감기와 인플루엔자는 다른 질병이라고 합니다.

비판가들은 influenza를 그냥 인플루엔자 또는 플루(flu)라고 하지, 독감이라고 번역을 잘못 해놓아서 우매한 대중이 인플루엔자를 독한 감기(독감)로 착각하게 만들었다며 끌끌 혀를 찹니다. 그런데 이 둘을 구분짓는 것은 연구를 위한 연구일 경우에나 의미가 있지 실상 임상에서는 아무런 의미가 없습니다.

처음 influenza라는 단어를 번역해야 했던 이의 눈에는 influenza가 평범하지 않은 감기 즉, 독한 감기로 비쳤을 터, 그는 인플루엔자를 독감이라고 번역하는 것이 가장 타당하다고 생각하였을 것입니다.

독감을 평범한 이들의 감각으로 풀어 쓰면 몸살이 됩니다. 독감은 '몸이 죽을 것 같은 느낌'으로 경험되기 때문이지요.

감기나 독감 모두 '인체 보유에너지 레벨 감소' 즉, 과로로 면역기능이 떨어져서 발생한 것이기 때문에 치유관점에서 보면 둘 사이에 아무런 차이가 없습니다. 그렇기에 '감기와 독감의 차이'는 '30분 내 감기몸살 요격'이라는 실용가치를 우선하는 이 책의 편집목적상 중요도가 낮은 주제이지요.

임상에서는 감기나 몸살이나 각각에 대한 대응논리가 다르지 않으므로 감기와 몸살을 '감기몸살' 하나의 개념으로 묶어 대응전략을 마련, 적용하면 됩니다.

감기는 주로 상기도 감염 즉, 콧물, 재채기, 코 막힘 등 코의 증상이 주가 되다가 인후통, 기침으로 진행하며 독감은 오한, 고열, 두통, 관절통이 심한 것이 특징입니다. 따라서 감기와 독감은 <오한, 발열, 콧물/재채기, 기침, 인후통, 두통, 관절통>, 이렇게 7가지 증상의 조합입니다.

관점은 이렇습니다. 맷집이 좋은 사람은 카운터블로를 맞고도 씨익~ 웃을 수 있지만 맷집이 약한 사람은 잽으로도 링에 누울 수 있지요. 즉, 감기바이러스로도 독감증상을 앓을 수 있고 독감바이러스의 공격을 받아도 감기증상처럼 가볍게 지날 수 있는 것입니다. 바이러스 분류상으로 감기와 독감은 별개이겠으나 낫는 것이 목표인 임상가와 의료수혜자에게 독감은 '독한 감기' 그 이상의 의미일 필요는 없습니다.

놓치기 쉬운 디테일

이젠 가족 중 누구라도 감기몸살에 걸렸을 때, 집에서 안전하고 신속히 스스로 해결하실 수 있게 되었습니다. 자신감을 가지셔도 됩니다. 그런데 처음 시도할 때는 누구나 서툴 수 있습니다. 다시 한번 '감기몸살 30분 요격법'을 실행할 때 놓치기 쉬운 디테일을 말씀드리겠습니다.

땀 낼 때 주의할 점

보온을 하다 보면 명치나 겨드랑이, 콧등 부위 이외의 지역이 땀에 흥건히 젖을 수 있습니다. 땀이 많이 난다 하여 위험한 것은 아니나, 자칫 이불 밖 찬 (이불 안 보다는 상대적으로 차가운) 공기에 노출되어 땀이 식게 되면서(특히 외풍이 있을 경우) 다시 오한이 들어 열이 오를 수 있습니다. 그때 마다 따뜻한 물, 혹은 생강 우린 따뜻한 물에 적셔 꼭 짠 따뜻한 수건으로 이불 안에서 땀을 닦아 주세요.

아침이 되어도 열이 떨어지지 않을 때

타박상이나 화상으로 염증이 발생하여 나는 열이나 격한 운동 후에 나는 열에는 냉각해열법이 적합한 해열법입니다. 이런 경우가 아닌, 체력저하가 부른 바이러스로 인한 오한발열(감기에 걸렸을 때는 뚜렷하지 않더라도 오한이라는 과정을 거치게 됩니다)을 식히는 유일한 과학적 해열법은 보온해열법입니다. 보온해열법은 1,800년 간 증명되어 온 한의학적 방법이자 가깝게는 우리 어머니, 할머니 시대에 누구나 의심 없이 사용하던 과학적인 방법입니다. 안타깝게도 현대의학은 아직 감기로 인한 열에 냉각해열법을 적용하고 있어서 이 글을 읽는 독자 분들에게 해열법(특히 고열일 경우)은 참으로 갈등스런 테마이리라 생각합니다.

정확히 보온을 했는데도 아침 8시가 지나서도 열이 떨어지지 않고 있다면, 이는 변을 보지 못했기 때문입니다. 이 때는 관장약을 아기 항문에 주입하여 변을 보도록 조치하시기 바랍니다. 그러면 잠시 후 열이 툭 떨어지게 됩니다. 이 때 곧바로 밥을 먹이면 다시 오한이 들고 열이 오를 수 있으니 음식은 음료 수준에서 시작하시기 바랍니다.

관장은 꼭 아침까지 기다렸다 하실 필요는 없습니다. 저녁에라도 열이 39도를 육박하고 있다면 적용하세요. 관장약은 미리 1~2개 장만해 두시기 바랍니다. 독자 분들의 귀한 가족이 건강히 지구생활을 하실 수 있길 선리치 약사가 응원합니다.~